柴田重信

脂肪を落としたければ、食べる時間を変えなさい

講談社＋α新書
プラスアルファ

はじめに――「時間」を味方につけることで、食べ方も生き方も変わる！

「糖質制限をしているけれど、思ったほど体重が落ちない」

「仕事帰り週2～3回ジムに通っているのに、健康診断でひっかかった」

そんな悩みの声をときどき耳にします。

健康志向の高まりのなか、ダイエットやメタボ予防のために気を使い、毎日努力をしているはずなのに、なぜかあまり成果を得られない、と多くの人が感じています。健康的にやせられる方法、病気や老化を防ぐ方法など情報があふれているはずなのに、なぜなのでしょうか？

その理由のひとつは、「時間」という視点が欠けているからだ、と私は思っています。

たとえばダイエットのため、「何を」「どう」食べるか（食べないか）という情報はたくさんあっても、「いつ」食べたらいいのかということはあまり意識されていません。一日のなかで「いつ食べると太りにくく」「いつ運動するとやせやすいか」という時間の視点があれば、もっと方法も効果も違ってくるのです。

時間の視点、それこそ、体内時計の営みを知ることによって見えてくる視点です。

私たちの体には体内時計というしくみがあり、それは「食べる」「運動する」「眠る」といった身体活動をコントロールしています。2017年のノーベル医学・生理学賞は、体内時計をつかさどる時計遺伝子のメカニズムを解明したアメリカ人科学者3人に授与されました。細胞のひとつひとつにある時計遺伝子は、地球の自転がつくる一日のリズムに歩調を合わせながら、時計のように一定の周期で働いています。

たとえば、朝、目が覚めると、体は体温や血圧を上げて活動の準備をし、夜になるとゆったりと休息するため体温や血圧を下げ、眠りにつく。そんな体に備わった基本的なリズムも、体内時計によるものです。リズムが整うことで、私たちの健康は保たれているのです。

私の研究する「時間栄養学」は、そうした体内時計のしくみを明らかにしながら、どうしたら体内時計をリズムよく動かせるか、そして、そのリズムに合わせた食べ方とは何か、といったことを研究していく学問です。

私たちの体に時計のようなしくみが備わったことは、とても不思議です。いや、ヒトだけではありません。光合成をする最古の生物のひとつシアノバクテリアや、魚類、爬虫類、鳥類、哺乳類……ほとんどすべての生き物が体内時計をもっています。その周期は、ヒトでは24・5時間、ほかの生物はこれより短かったり、長かったりするものの、一日の長さ＝24時間とほぼ同じであることがわかっています。

おそらく、地球上に生命が誕生してから、もっと長い周期やもっと短い周期のリズムをつくる時計遺伝子が、一定の確率で起こる遺伝子の突然変異により数多く生まれてきたことでしょう。しかし、一日の長さとあまりに差が大きいものは環境に適応できず、結果的に、地球の自転と似た周期の生き物が残ったと考えられます。

地球上の多くの生き物は、体内時計の存在を意識することもなく、ただその営みに従って生きています。体内時計にさからって、夜行性の動物が昼間活動したり、昼行性の動物が無理して徹夜することは基本的にはありません。

一方、ヒトの場合は違います。大脳皮質の発達とともに、動物としての本能行動を超えて、遊び、働き、文化を創造し、生き方を多様に広げてきました。現代人は経済活動がグローバル化し、24時間眠らない社会で忙しく活動しています。昼夜を問わず社会を支えるエッセンシャルワーカーや、日勤、夜勤をくり返すシフトワーカーなど、本来の体内時計のリズムに合わない働き方をする人たちも少なくありません。

その結果、体内時計と生活リズムにずれができ、健康に大きなツケが生じています。肥満やメタボリックシンドローム、それが引き起こす高血圧や糖尿病、心臓病、脳卒中、認知症、がん、うつ病……今、多くの人が抱える健康の問題は、体内時計の乱れが原因となっている可能性があるのです。

かといって、私たちはほかの動物のように、体内時計のみに従う生き方に戻ることはできないでしょう。生き方を拡大する創造性こそ人間の特徴だからです。けれど、時間栄養学を理解し活用できれば、よりよい生き方を創造していけるのではないでしょうか。


本書で私が提案したいのは、たった3つです。

「朝、光を浴びよう」

「朝食をしっかり食べよう」

「夕食から翌日の朝食まで、12時間以上の絶食時間をつくろう」

この3つを守ることで、体内時計と生活リズムのずれを解消し、脂肪をため込みやすくメタボになりやすい習慣を改めていくことができます。体内時計と生活リズムを一致させていくことは、医学においても、メタボをはじめとする生活習慣病の予防として注目されています。

第1章では、多くの人が関心をもつ「プチ断食」を例に、時間栄養学的な視点を加えることの重要性について述べました。前述の12時間以上の絶食時間など体内時計のリズムに合った、より効果的な「ダイエット」のポイントを提案しました。

第2章では、「朝食」をとらないことで起こる肥満やメタボのリスクについて述べました。ダイエットのため、あるいは食べる時間がないという理由で朝食をとらない人は多いですが、朝食欠食は夜型化を進め、さらに睡眠の不調や社会的時差ボケといった「太りやすく不健康な生活」に陥らせます。朝食の本来の役割を知り、体内時計の改善に役立ててほしいと思います。また、この2つの章では体内時計のしくみを、できるだけわかりやすく説明しています。

第3章は、時間栄養学的な「食べ方」の実践編です。「いつ何を食べると太りにくいか」「いつ食べると栄養が効果的に使われるか」といった時間栄養学的視点で、朝昼夕の食事や間食のとり方を紹介しました。

第4章では、現代の多くの人が悩んでいる「睡眠の不調」と、体内時計の乱れとの関係を述べました。睡眠の不調もまた、食べ方の乱れと同様に体内時計とかかわり、ともに肥満やメタボをはじめとする不健康の原因になっています。体内時計の整え方を知ってもらい、睡眠の質が高まることを期待しています。

第5章では、時間栄養学の仲間である「時間運動学」の分野から、いつ運動するとやせやすいか、いつ運動すると筋肉がつきやすいかといったことを紹介しました。研究が始まって年月の浅い分野ですが、今後は病気の治療やリハビリ、健康づくりなどへの活用が期待されています。こうした時間栄養学や時間運動学をより日常的に活用してもらうため、第6章でもQ&Aで具体的な方法を紹介しています。

私たちは生きている限り、時間から逃れることはできません。そして、体のなかにある体内時計のリズムを大切に思うことで、一日の食べ方が変わり、一週間、一ヵ月、一年の暮らし方も変わっていきます。もしかしたら、その先の一生の生き方も変わっていくのではないでしょうか。本書を読み進めながら、体内時計の視点であなたの生活を見直すことに役立てば幸いです。

２０２２年　９月

柴田重信

表1　あなたの体内時計をチェックしよう

体内時計は、睡眠と覚醒のリズム、食事、運動、休息といった身体活動に大きく影響を与えています。次のチェックリストは、あなたの体内時計の状態を知る手がかりになります。

1　あなたの食生活のリズムを調べてみよう

質問

①朝食は欠食しやすい	はい	いいえ
②朝食は軽かったり、単品が多い	はい	いいえ
③昼食は全体的に野菜が少ない	はい	いいえ
④昼食は欠食したり、午後3時以降に食べることがある	はい	いいえ
⑤夕食では糖質を多めにとるほう	はい	いいえ
⑥昼食から夕食まで8時間以上空くことがある	はい	いいえ
⑦朝・昼・夕のいずれでも、食事時間はばらつきやすい	はい	いいえ
⑧一日の最後の食事（普通は夕食）から翌日の最初の食事まで、12時間以内になっている	はい	いいえ
⑨夕食と寝るまでの時間が2時間以内のことが多い	はい	いいえ

回答

①～⑨の９問中「はい」が５個以上あると、時間栄養学的にみて体内時計が乱れやすい食べ方なので、**第２章、第３章**などで体内時計を乱さない食べ方や、体内時計のリズムに即した食べ方を学びましょう。
「はい」が、０～１個の人は、時間栄養学的にみて健康な食生活です。さらに体内時計の知識を深めて、健康生活に役立ててください。

2 あなたの体内時計は朝型、中間型、夜型？

質問

⑩休日で午前中に用事のない日があるとします。そんな日の前夜の就寝時刻と、当日の起床時刻は何時ですか？　起床時刻は目覚まし時計に頼らない場合を想定してください。その就寝時刻と起床時刻の中間時刻を計算しましょう。

例）午前０時に就寝、午前８時に起床だとすれば、中間時刻は早朝の４時になります。答えを見て、自分の中間時刻がどこに当てはまるかで、朝型、中間型、夜型が大まかにわかります。

休日前日（　　　）時就寝	休日当日（　　　）時起床	中間時刻（　　　）時

⑪学校や仕事がある日の前夜の就寝時刻と、当日の起床時刻は何時ですか。就寝時刻と起床時刻の中間時刻を計算してください。

例）午後10時に就寝、午前６時に起床だとすれば、中間時刻は深夜の２時になります。

平日前日（　　　）時就寝	平日当日（　　　）時起床	中間時刻（　　　）時

⑫休日と平日の中間時刻の差を計算してください。

例）⑩と⑪の例では、４時と２時なので、差は２時間です。

休日中間時刻（　　）時　－　平日中間時刻（　　）時　＝　（　　）時間

回答

⑩⑪で、あなたの型がわかります。中間時刻が午前２時以前【朝型】、午前２時～３時【やや朝型】、午前３時～４時【中間型】、午前５時～６時【やや夜型】、午前６時以降【夜型】。朝型から中間型は一般的によい型です。

⑫この引き算が、１時間未満だと問題ありません。１時間以上あると、平日の体内時計と休日の体内時計にずれがあり、２時間、３時間と差が大きくなるほど、健康に問題を生じやすくなります。詳細は**第４章**をお読みください。

3　あなたの休息や睡眠のリズムを調べてみよう

質問

⑬寝る直前までスマートフォンやタブレットを見ることがある	はい	いいえ
⑭朝起きて、外に出て太陽の光を浴びたり、窓越しの明るい光を浴びたりすることはない	はい	いいえ
⑮午後の休息時間に 30 分以上の長めの昼寝をしている	はい	いいえ

回答

⑬～⑮の３問中「はい」が３個ある人は、よい睡眠に結びつく習慣をしていませんね。
「はい」が０～１個の人は、不眠のリスクは少ないですが油断は禁物。**第４章**では、体内時計を乱し、睡眠の不調につながる習慣について解説しています。該当する人は改めましょう。

4　あなたの運動の習慣を調べてみよう

質問

⑯休みの日を含めて、朝型を維持するため運動は朝方に行うことが多い	はい	いいえ
⑰健康のための運動は、午後から夕方にかけて行うことが多い	はい	いいえ
⑱夜、激しいトレーニングをすることはない	はい	いいえ

回答

⑯～⑱の３問中「はい」が３個ある人は、体内時計に合った運動のしかたができているようです。
「はい」が０～１個の人は、運動する時間帯が体内時計に合っていません。**第５章**では、体内時計を乱さず、なおかつ効果の高いタイミングでの運動について解説しています。じっくり学んでください。

脂肪を落としたければ、食べる時間を変えなさい／目次

第2章　朝食が病気にならない体を作ると、時間栄養学で判明

第4章　自分のクロノタイプを知って、社会的時差ボケを防ぐ

第5章　時間運動学で、効率よく脂肪を燃やす

第1章

体内時計に合った断食で、もっと楽してやせられる

1 「プチ断食」でやせられない人の共通点

断食時間を守っていたのに効果なし!?

ここ数年、若い人から中高年まで幅広い年代に「プチ断食」が浸透しています。最近では「16時間断食」あるいは「18時間断食」などが話題になっており、自分でもやってみようという人が多いようです。

いろいろな方法のプチ断食が広まっていますが、基本的なルールは、一日の「食べる時間帯」を制限し、残りの時間は何も食べないというものです。

たとえば、「16時間断食」だとすると、一日の最後にとった食事から16時間断食するので、夕食が午後7時の場合、翌日の最初の食事は午前11時ということになります。そして、それ以降の8時間は、食事内容に制限はなくこれまでどおり自由に食べられるので、多くの人が気軽にチャレンジしやすいのかもしれません。

電話対応窓口で働く30代半ばのAさん（女性）もそのひとり。お腹まわりの脂肪が気になり、ダイエットのため16時間断食を始めました。一日の終わりの夕食はゆっくり楽しみたいと、食べる時間帯を午後2時から午後10時までに設定しました。

Aさんの一日です。

午前7時　起床
午前9時　出社。電話対応と報告書の作成で、ほぼ一日中デスクワーク
午後2時　社員食堂で、最初の食事。栄養バランスを考えて、定食を選ぶようにしている
午後4時　デスクワークの途中、眠気を催してくると目覚まし代わりに、チョコレートや甘いお菓子をつまむ
午後6時　退社。一駅手前で降りてウォーキングしながら、夕食の買い物
午後8時　帰宅後、夕食を作り食べ始める。午後10時ごろまで、テレビや配信動画を見ながら、夕食のおかずをつまみにビールを飲む
午後11時　入浴や明日の身じたく
午前0時30分　就寝

Aさんの楽しみは、料理を作ること。会社帰りにスーパーマーケットに寄って、旬の野菜

や魚などを買い、できるだけ健康のことを考えた夕食を作っています。

ご飯やパスタなど糖質の量を少なめにし、午前中に空腹を感じたときは、白湯《さゆ》を飲んで我慢。3ヵ月間続けてみましたが、期待ほど体重は減りませんでした。また、摂食時間内なら大丈夫と考えて、夜たくさん食べるようになりました。その結果、夜なかなか寝つけず、起きる時間も遅くなり、午後急な眠気で仕事に集中できなくなる日も増えたのです。

体内時計に合わない断食がなぜ失敗するのか

プチ断食が広まる理由のひとつは、食べない時間＝絶食時間を守りさえすれば、「食べる時間帯をどこに設定してもよい」という点だと思います。自分のライフスタイルに合わせて、食べる時間を設定できるというのが、多くの人にとって魅力になっているのでしょう。だからこそ、Aさんのように、「食べる時間帯」を午後2時から午後10時までという遅い時間に設定することができるのです。しかし、ここが問題なのです。

極端な例では、午後6時から深夜2時までを「食べる時間帯」に設定することも考えられます。夜寝る間際までたくさん食べて、翌日の日中はまったく食べないというパターンです。かなり夜に偏った時間設定ですが、日中は食事をとらずに仕事に集中したいと、これに近い生活をしている人もいます。

このような生活パターンのいちばんの問題は、明らかに体内時計のリズムに合っていないことです。体内時計には約24時間周期のリズムがあって、時間によって体の働きや反応が異なります。

たとえば、一日の活動を始める朝は、食事としてとった栄養をエネルギーに変える必要がありますが、ゆっくりと体を休める夜は、使いきれなかったエネルギーを脂肪としてため込もうとします。そんな体内時計のリズムを無視して、体がエネルギーを使おうとするときに食べなかったり、体が脂肪をため込もうとするときに食べたりすれば、ダイエット効果が得られないのは当然のことです。プチ断食にこそ、時間栄養学の知識が欠かせません。

私が研究している時間栄養学は、体内時計のしくみを調べ、どうしたら体内時計のリズムを整えられるか、そして、体内時計のリズムに合った食べ方や習慣とは何かを明らかにする学問です。

体内時計のリズムを考えないで、食べる時間や絶食時間を設けても、本来、体が備えている健康を維持する力は発揮しにくいのです。プチ断食をするならば、体内時計のリズムを理解し、リズムに合った方法で行う必要があります。

2　食べる「量」ではなく「時間帯」を減らす

100kgのメタボ患者が3ヵ月で改善へ

プチ断食の効果は、さまざまな研究で確認されています。アメリカで行われた14時間断食の研究を紹介しましょう。

14時間断食とは、最初の食事から最後の食事までを10時間以内に終わらせるということです。アメリカの食習慣の調査によると、多くの人が起床後の1食目から最後の食事までの時間が14〜15時間でしたので、この実験に参加すると、食べてもいい時間帯が4〜5時間短くなると推測されます。

実験に参加した人は、肥満の目安を示すBMI（体格指数：体重kg÷身長m÷身長mで算出できる。標準はBMI22）が33以上で、体重も100kg前後、しかも、メタボリックシンドロームの人たちです。

メタボリックシンドロームとは、内臓脂肪がたまった肥満の状態に加えて、血圧や血糖値、脂質のうち2つが基準値を外れた状態をいいます（54ページ、コラム）。そんな重度の肥満でメタボの人が、一日14時間の断食をした結果、どうなったと思いますか？

3ヵ月続けてもらったところ、体重、BMI、腹囲のいずれも低下。高血圧も解消し、動脈硬化を起こして心筋梗塞や脳梗塞のリスクを高めることから悪玉コレステロールと呼ばれるLDLコレステロール値の低下などもみられました。ご飯やパンなど糖質をとると上がる血液中の血糖値も低下傾向でしたが、個人差が大きく、こちらは統計として有意差はありませんでした。

参加者に守ってもらったルールは、食事管理アプリを使用して、10時間以内に食事をとっているか報告してもらうことだけ。実験中、自分が何を食べているのか〝見える化〟されるため、そのことで多少、食事の量やバランスに注意しようという意識が働いた可能性もあります。

しかし、基本的には食事内容に関して制限は設けず、それぞれの判断でとってもらったことは、今、日本で行われている「プチ断食」とほぼ共通しています。異なる点は、ほとんどの参加者の「食べる時間帯」が午前8時から午後8時のあいだに収まっており、体内時計に合った時間帯に食べていることです。

同様の実験を、メタボではない肥満ぎみの人がやってみたところ、やはり体重の低下がみられました。14時間断食は、食べるタイミングを間違わなければ、肥満やメタボ改善にとって有効ということです。

このように、食べる時間帯を制限するプチ断食は、専門的には「食事時間制限法」(Time-Restricted Eating：TRE) といわれ、以前から注目されています。

「食事時間制限法」で血糖値が下がるわけ

プチ断食＝食事時間制限法は、絶食時間を長くとるダイエット法であり、食べる「時間帯」を制限するものです。食べる「量」を減らすカロリー制限よりも、肥満やメタボを防ぐ効果が高いといわれています。

メタボでなおかつ血糖値を下げるインスリンの働きが低下している人たちを、次の2つのグループに分けました。

A：一日の食事のエネルギーを75％に制限するグループ

B：1日目は食事のエネルギーを125％と多くとり、2日目は25％に減らし、これを交互にくり返すグループ

Aグループは、従来のカロリー制限をイメージした食べ方で、Bグループは1日目に多め

に食べたら、次の日は絶食するという食べ方をイメージしています。ただし、集団に対して実験を行うので、安全性を考えて、２日目はまったくの絶食ではなく25％だけ食べるというかたちにしています。どちらのグループも、合計の摂取エネルギーは同じです。

６ヵ月後、12ヵ月後の結果をみると、断食を組み込んだＢグループのほうが、体重、ＢＭＩ、脂肪量が減り、インスリンの分泌量が増え、インスリンの効きもよくなっていました。

なぜ、絶食時間を設けたほうが、カロリー制限より効果が高かったのか。それはインスリンに理由があると思われます。

インスリンは、食後に血糖値が上がると、膵臓から分泌されるホルモンです。血糖とは食事でとった糖質が分解されてブドウ糖となり、血液のなかに溶け込んだもの。インスリンは、このブドウ糖を筋肉などの細胞に送ってエネルギーとして使われるようにしたり、余ったブドウ糖は脂肪としてため込んだりして、血液中のブドウ糖の量を調節する働きをしています。

血糖値を下げられるのはインスリンだけなので、血液中にブドウ糖が増えると、これを下げるためにせっせと働かなければなりません。高血糖の状態が続くと次第にインスリンを出す膵臓が疲れ、十分な量のインスリンを出せなくなります。あるいは十分な量のインスリンは出せても、インスリンに対する反応が鈍くなり、インスリンの効きが弱くなってしまいます。それらの結果、血糖値の高い状態が続いて糖尿病となるのです。

絶食時間は、糖質などの食べ物が入ってこないわけですから血糖値は上がりません。絶食がインスリンの働きを改善するのは、インスリンの量を節約することができ、インスリンをひっきりなしに出していた膵臓を、休めることができるためと考えられます。つまり、食べない時間をしっかり確保して、インスリンを使わない時間を設けることが大切なのです。

こうした研究が数多く行われ、プチ断食＝食事時間制限法は、カロリー制限より注目されるようになりました。

また、カロリー制限は、糖質、タンパク質、脂質などを考慮せず摂取エネルギーを減らそうとするものです。すると、お肉はカロリーが高そうだからと避けられ、筋肉をつくる重要なタンパク質が不足したり、脂肪に変わりやすい糖質をとりすぎてしまったりと、問題点が指摘されていました。

その点、プチ断食＝食事時間制限法は、これまでどおりに食べながら、絶食時間を長くとる方法なので、ダイエットをする人にとってわかりやすく、実行しやすいという特徴があります。

3　食べていい時間帯は体内時計で決まっている

朝の「光」と「朝食」が断食の第1ステップ

体内時計に合ったプチ断食を行うには、まず体内時計のリズムを外界（地球の一日）と合わせることから始めます。

現代はデジタル時計や電波時計が一般的ですが、かつて普及していたゼンマイ時計は、リューズやねじを巻いて、ゼンマイのバネが戻る力を利用して動いていました。そのため定期的にリューズやねじを巻き、時刻を合わせることが必要でした。

体内時計は約24・5時間周期のため、毎日必ず外界と30分のずれが生じます。このずれを修正するために、体内時計も一日1回、ねじを巻き、時計をリセットする必要があります。その役割を果たしているのが、朝の「光」を浴び、「朝食」をとることなのです。朝の光と朝食は、体内時計に朝が来たことを知らせ、時計の針を一日の始まりに合わせる役割をしています。

一般的なプチ断食では、ライフスタイルに合わせて好きな時間から食べ始めていいことになっていますが、昼過ぎから食べ始めたのでは体内時計は朝型としてリセットされず、外界とずれたままになってしまいます。

朝食による体内時計のリセット効果は、朝の時間帯に高まり、昼近くなると薄れていきます。人によって起床する時間は異なりますが、朝食は起きてから1時間、遅くとも2時間以内で、なおかつ一般的に朝といわれる午前9時ごろまでにとりたいものです。

断食後だからブレックファスト効果が出る

朝食による体内時計のリセット効果で重要なのは、朝食をとる時間だけではありません。朝食の前に長い絶食時間があると、よりリセット効果が高いことがわかっています。詳しくは第3章で述べますが、長い絶食のあとの朝食に糖質のご飯やパンを食べると普段より血糖値が上がりやすく、これに反応してインスリンがよく分泌されます。体内時計は、そのインスリンの働きかけでリセットされるのです。しかも、朝はインスリンの効きが一日のなかでいちばんいいので、上がった血糖値は緩やかに下がっていきます。

ならば、絶食時間のあとにとるのが昼食や夕食でもいいのでは？　と思われるかもしれませんが、そうはいきません。昼食や夕食の場合、インスリンが朝食のあとほど効かず、一度上がった血糖値はなかなか下がりません。この高血糖は、血管の老化や肥満、糖尿病などにつながっていきます。

したがって、プチ断食をする場合は、「絶食」→「朝食」という順番がとても重要になります。英語で朝食のことを「breakfast」と言いますが、これは夜の長い断食時間（ファスト）を終える（ブレイク）行為」ということを意味しています。

断食を終えたあとに食事をすることで、より効果的に体内時計をリセットし、エネルギーを燃やす準備を整える。これこそが本来の「朝食」のもつ役割なのです。

断食しても活動する時間帯に食べないと太る

食べる時間帯を制限するプチ断食では、朝食の時間が決まれば、一日の最後の食事を何時までに食べ終わるかが決まります。

14時間断食ならば、午前8時に朝食をとった場合、夕食の時間は午後6時までとなり、それ以降は絶食となります。朝から日中にかけての体内時計は、食べたものを消化、分解し、エネルギーに変えようとする代謝の力が高いので、この時間に食べたものは効率的にエネルギーとして燃やされます。

しかし、朝食をとらないで、昼過ぎから夜にかけて食べた場合、体内時計はエネルギーをため込もうとするので、食べたものはあまり燃やされず脂肪としてため込まれやすくなります。実際、食べる時間が朝を中心とした時間帯と夜を中心とした時間帯では、どんな違いがあるのか、研究の結果をみてみましょう（左ページ、図1）。

最近、16時間断食（8時間摂食）の効果についての論文が発表されました。朝を主体とした①のAグループ（6時〜15時以内）と、昼から夜を主体としたBグループ（11時〜20時以内）を、時間制限を設けない自由摂食のグループと比べると、Aグループではインスリン抵抗性や空腹時血糖値、体重、体脂肪量で高い効果が得られました。どちらのグループもエネルギー摂取量を減らすことができましたが、BグループではAグループほどのダイエット効果はみられませんでした。

②の15時間断食（9時間摂食）でも、朝を主体としたCグループ（8時〜17時摂食）のほうが、空腹時血糖値が低くなっていました。

血糖値は食事によって一時的に上がりますが、食事に影響を受けない空腹時は血糖値が低いのが健康な状態です。空腹時血糖値が高いと、血糖値を下げるインスリンの働きが悪くなっていることが考えられ、糖尿病の疑いが高くなります。

図１　食事時間制限による肥満やメタボリックシンドローム予防効果

食事時間制限では、朝から夕方にかけてが、昼頃から夜までのあいだと比べ有効。８時間摂食（16 時間断食）は最も効果が高かったが、９時間摂食（15 時間断食）〜12 時間摂食（12 時間断食）でも効果があるとわかった。

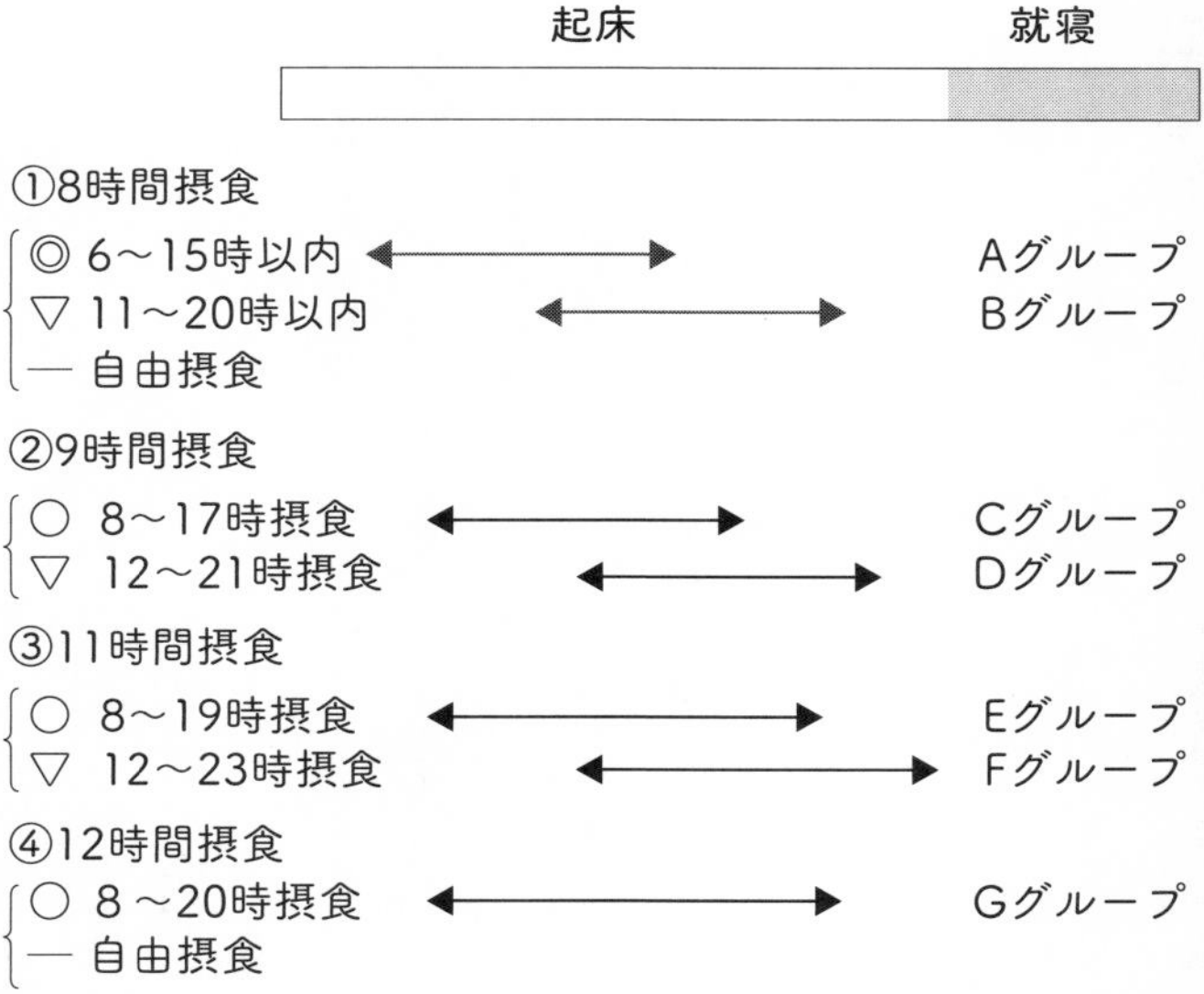

■非活動期（寝ているとき）の絶食で、マウスの寿命がより延びた。

■8時間摂食では、食事量が減る可能性が高く、タンパク質の摂取不足になりがち。積極的にタンパク質をとり運動したい。

◎より効果的　○効果的　▽効果は認められる
←→ 矢印間が食事していい時間帯

①〜③：外国で実施された研究　④：柴田研究室未発表データ

AやCの食べ方をすると、インスリンがきちんと働いて血糖値を下げることができたのに対して、BやDの食べ方はインスリンがAやCほど効かず、血糖値を十分に下げられていないことを意味します。その血糖はエネルギーとして燃やされず、脂肪としてたくわえられます。15〜16時間も絶食をがんばって続けたとしても、食べる時間帯を間違ってしまうと、思うほど脂肪が減らないという結果になるのです。

③の13時間断食（11時間摂食）でも、同じような研究があります（39ページ、図1）。食べる時間帯をEグループの8時〜19時の場合と、Fグループの12時〜23時の場合で2ヵ月間継続し、その後、グループを入れ替えて調べた結果、内臓脂肪量、血中コレステロール値、中性脂肪、インスリンの変化のいずれも、8時〜19時に食べるほうがよい傾向にあるという結果データが得られました。

やはり、肥満やメタボを防ぎたい人、改善したい人は、朝を主体とした時間帯に食べるということが大事だということがわかります。

絶食が長すぎると、オートファジーの害が出る

絶食時間は長ければ長いほどいいのでしょうか？

マウスの実験では、丸一日の絶食は体内時計には影響がありませんでしたが、絶食が2日間に及ぶと、体内時計のリズムにメリハリがなくなるという現象がみられました。メリハリがなくなると、朝の体温上昇率が低かったりと、全体によくない状況になります。ヒトの場合も、一日の周期のなかで絶食時間を設けるほうが、体内時計を乱さないのではないかと推測されています。

大隅良典《おおすみよしのり》先生がオートファジーの研究で２０１６年ノーベル医学・生理学賞を受賞されたのをご存じの方は多いと思います。オートファジーとは新陳代謝を担う細胞内の分解のしくみで、筋肉のタンパク質や脂肪組織の脂肪を分解することによって、細胞の健康を維持しています。

オートファジーは絶食によって活発になります。ただ、絶食時間が長くなりオートファジーが過剰になると、たとえば分解された脂肪が肝臓にため込まれて脂肪肝となったり、高齢者では筋肉が減少するサルコペニアのリスクが高まったりなど、健康を害することもわかってきました。したがって、絶食をする時間は、ほどほどがよいということが言えそうです。

では、一日のなかでどれくらいの時間、断食したらよいのでしょうか？

もともと食べる時間帯が12時間あった人が6時間に短くする（絶食時間は18時間）と、体重が減少し、インスリンの量が増え、インスリンの効きもよくなったという報告があります。とはいえ、絶食時間が長いと過剰なオートファジーの害が心配なうえ、一日18時間の断食は非常に厳しく、継続じたいが難しいように思います。朝食が午前8時なら、一日の食事を午後2時までに食べ終わらなければなりません。その後の時間をどのように空腹とつきあっていくか、とてもたいへんなことです。

16時間断食の場合でも、最初の食事から8時間しか食べることができません。6時間と同様に8時間は摂食時間が短いため、どの時間に設定しても、断食効果が出るようです（39ページ図1）。しかし、食べる時間帯が短くなると、自ずとタンパク質不足になりやすくなり、筋肉の量も減りやすくなります。一日にタンパク質を、体重1kg当たり1・6～1・8gとり（体重50kgなら、タンパク質80～90g）、筋トレを週3～4回行うなどして、筋肉を維持することも重要になります。

絶食時間の最適な長さは「12時間」

前述したＢＭＩ33以上で体重１００kgのメタボの方々は、14時間断食によって体脂肪も体重も低下し、血液の状態も改善しました。14時間はいい効果を示したのですが、もう少し負担が少なく、効果の期待できる絶食時間がわかれば、それに越したことはありません。

断食時間を11時間にして、効果を調べた研究があります。食べる時間帯を午前6時～午後7時と、朝を中心とした時間帯に設定しました。朝食の時間が早く、夕食も早い時間なので、健康的な時間設定のように思えます。しかし、結果をみると、絶食時間を設けずに自由に食べた場合とそれほど違いが現れなかったのです。11時間というのは、絶食時間として短かったようです。

そこで、私たちは、効果がみられなかった11時間の絶食時間を1時間延ばし、12時間断食の効果についての研究をしました（39ページ図1のGグループ）。たった1時間延ばしただけで、どこまで変わるのか疑いながら調べたところ、意外にも、体重の低下やBMIの改善でいい結果が得られ、13時間断食で得られた結果に近い効果が認められました。

ダイエットをしたい、メタボを予防・改善したいという人は、まずは12時間断食で、食べる時間帯を朝から夕方に設定して実行することをおすすめしたいと思います。

12時間断食は食べられる時間も12時間なので計算しやすいという利点があります。たとえば、朝食を午前7時にとったら夕食は午後7時まで、とすぐにわかるのも、一日の予定を立てていくうえで大切です。12時間断食に慣れてきて、もっと大きな効果を期待する場合は14

時間断食に挑戦するというのもよい方法だと思います。

時間栄養学的断食には寿命を延ばす効果も

昔から「腹八分に医者いらず」といわれます。実際、80％の食事制限をしたサルは、しなかったサルより毛艶がよくなるなど若々しくなり、寿命が延びたという報告があります。しかし、「腹八分目」よりも、もっと寿命を延ばす効果が高いのが「食事時間制限法（プチ断食、TRE）」だということが、最近のマウスの研究で明らかになりました。

研究では、マウスを次の4つのグループに分けて、寿命の長さを比較しました。

①自由に食べるグループ、②食事の量を70％に制限するグループ、③活動期（マウスの場合は夕方から朝）の12時間のあいだに70％食べられるグループ、④非活動期（マウスの場合は朝から夕）の12時間に70％食べられるグループ——です。

その結果、①の自由に食べるグループに比較して、最も寿命が延びたのは③のグループで、35％寿命が延びました。次いで、④のグループで20％、②のグループは10％にとどまりました。この研究から、活動期のみに食べる「プチ断食」は、肥満やメタボの予防・改善だけでなく、寿命を延ばす可能性があるということが言えます。

4　一日の食べる回数と配分を見直そう

「一日3食」が太りにくい理由

一日に食べる量は同じでも、栄養がエネルギーとなって燃やされるか、脂肪としてたくわえられるかは、食事の回数や量の配分によって違ってきます。時間栄養学の立場で、まず食事の回数を考えてみましょう。

一日1食の場合、長い絶食時間のあと、一日分の食事をとることになります。1回の食事時間以外は、ずっと絶食しているということなので、かなりつらい断食になります。そのうえ、絶食時間があまりにも長いと、絶食中は血糖値が下がりますが、その後、食事をとると反動で血糖値が高くなることも注意しなければなりません。

過剰に多くなった血液中のブドウ糖は肝臓に取り込みきれず、脂肪となって体内にため込まれます。それだけでなく、血糖値スパイクといって急上昇した血糖値を下げるためインスリンがたくさん出て、今度は急降下することが起きます。これが糖尿病をはじめとする糖代謝異常のみならず血管障害を引き起こしたりするのです。また、1回の食事では必要な栄養をすべてとるのが難しく、体の不調を招きがちになります。

一日2食の場合はどうでしょう？　まず朝食は必ずとりたいものです。朝、体内時計をリセットするためには朝食は欠かすことができません。朝・夕の2食か、朝・昼の2食かという選択になりますが、やはり2食では必要な栄養をとるのが難しく、エネルギー不足になりそうです。昼食を抜いた場合、空腹時間が長くなることも夕食後に血糖値を上げる要因になってしまいます。

その点、一日3食は、血糖値の上昇を防ぐという意味で、いちばん優れています。朝食をとると、昼食後や夕食後の血糖値の上昇を防ぐことが知られています。食事の回数を3回にすると、朝食から夕食のあいだに長い絶食時間をつくらないですむので、血糖が安定するのです。

ただし、夕食に食べすぎてしまうと、余った血糖は脂肪としてたくわえられるので、夕食の食べすぎは避けなければならないのは言うまでもないことです。

食が細く、一度に食べられる量が少ない人は間食で補うとよいと思いますが、一般に食事の回数が多くなると、一日の摂取エネルギーも多くなりがちです。朝から寝る直前までだらだらと食べ続けてしまう可能性も高く、プチ断食と反対になり、そのこと自体が肥満に結びつきます。

ヒトは、実際に食べた量よりも、少ない量を認識する傾向があります。「そんなに食べていないのに、なぜかやせない」という人は、食べている量をすべて認識できていないかもしれません。お菓子やフルーツ、甘味料の入ったスポーツ飲料……など認識していない摂取エネルギーが、食事の回数が多くなるほど増えていきます。

やはり食べる時刻を決めて、規則正しく食べるほうが、食べる量を把握できるうえ、ダイエットを継続しやすく、効果も出やすいと言えるでしょう。

朝・昼・夕の食事の量は均等がベスト

次は、食事の量の比率について考えます。

あわただしい朝はどうしても軽めの食事ですませ、比較的ゆっくりと時間がとれる夜に、たくさん食べてしまうという人は多いでしょう。統計でも、各食のエネルギー比率は朝食24%、昼食32%、夕食44%の割合となり、朝食は夕食の半分程度であることがわかりました（「令和元年　国民健康・栄養調査」厚生労働省）。特に、高度肥満者や肥満者は朝食の割合が低く、夕食の割合が高いという結果も出ています。

時間栄養学の考え方では、朝食は体内時計をリセットすることと、一日の活動エネルギーをとる必要があることから、ご飯やパンなどの糖質と、魚や肉、大豆などからタンパク質をしっかりとる必要があります（詳しくは第3章へ）。一方、夕食は、朝食ほどエネルギーをとる必要はありません。夜はほとんどエネルギーとして使われることがないからです。

外国の研究で、高度肥満（BMI35以上）の女性を対象に減量プログラムが行われました。朝食、昼食、夕食の摂取エネルギーを700kcal、500kcal、200kcalにしたグループと、200kcal、500kcal、700kcalにしたグループに分けて比較したところ、朝食にウエイトを置いたグループのほうが明らかに体重が減少し、内臓脂肪がたまりやすいお腹まわり（腹囲）の減少がみられました。

肥満の疫学調査でも、夕食の高カロリー摂取が肥満のリスクになることが知られています。エネルギー消費が高い朝食を軽めにし、エネルギー消費が低い夕食をたくさん食べてしまう現代人に多い食べ方は、最も太りやすい食べ方なのです。

時間栄養学的なポイントをおさえ、肥満を予防し改善しようとするならば、夕食の比重を少し軽くして、その分を朝食にまわすこと。各食の比率をなるべく均等にするだけでも、効果があるでしょう。

夕食の糖質の半分を朝食べれば一挙両得

量の比率だけでなく、栄養の比率も考えたいものです。

健康サポート＆ダイエットアプリ「あすけん」（株式会社ａｓｋｅｎ）の利用者のなかから約１万人の調査をしたことがあります。朝食と夕食のタンパク質、脂質、炭水化物のバランスを解析すると、夕食の炭水化物の割合が低いほど減量効果が出やすいことがわかりました。炭水化物は、糖質と食物繊維から構成されていますが、この糖質は朝食でとればインスリンを出し、体内時計をリセットするのに役立ちます。一方、夕食の糖質は使われない余剰のエネルギーになりやすいので、少量でかまいません。

これまで夕食でご飯やパン、めん類など主食をしっかり食べていた人は、その量を半分に減らして、朝食にまわすと、体内時計がリズムよく動き、しかも、体重も減らしやすいということが言えます。

すべてを台なしにする夜のドカ食い

プチ断食を挫折してしまうとしたら、夜の食欲にあるかもしれません。がんばってダイエットを続けてきたのに、夕食後、無性にお腹がすいて冷蔵庫をのぞき込んだり、コンビニにお菓子やカップラーメンを買いに走ったり。そんな経験はだれにでもあると思います。

こうした行動は、意志の弱さとは関係ありません。夜遅い食事が習慣化すると、レプチンという食欲を抑えるホルモンの働きが弱まるため、無性に食べたくなるのです。

夜のドカ食いは、言うまでもなく、摂取エネルギーがオーバーになるので避けたいことですが、それだけではありません。夜の食事は体内時計を遅らせて、外界とのずれを大きくしてしまうのです。

食事は、朝の時間帯にとると、体内時計を前に進めてリセットし、夜の時間帯にとると体内時計を遅らせてしまいます。同じ食事なのに、時間帯によってまったく逆の方向に作用する不思議な性質をもっています。

マウスの実験でも、ヒトの朝食に相当する時間にたくさん食べた場合は体内時計が進み、ヒトの夕食に相当する時間にドカ食いした場合は体内時計が遅れることがわかりました。さらに、朝食の前に16時間の絶食時間を、夕食の前に8時間の絶食時間を設け、一日の食事の量は変えず、朝食と夕食の配分をいろいろなパターンに変えて、体内時計の状態を調べました。

すると、朝たくさん食べた場合や朝食と夕食で均等に食べた場合は、朝食後に体内時計がリセットされましたが、夕食の量を増やすと、朝食の前に16時間という長い絶食時間をとったとしても、体内時計は遅れてしまったのです。

一般に行われているプチ断食では、絶食時間を守りさえすれば自由に好きなだけ食べていいことになっていますが、時間栄養学的にみると、どんなに長い絶食時間を守っても、「夜のドカ食い」はすべてを台なしにするということを覚えておいてください。

5　時間栄養学的ダイエットのポイント

時間栄養学を味方につければ1年で約9kg減

時間栄養学的な視点を取り入れたプチ断食には、次のようなポイントがあげられます。

①一日の食べる時間帯を12時間以内に抑える
②夕食の糖質を抑える（主食を今の半分程度にする）
③食事は朝食からスタートし、朝食：昼食：夕食の割合を１：１：１にする

前述の食事管理アプリ「あすけん」の利用者約3000人に協力してもらい、①から③の時間栄養学的ポイントをおさえた減量プログラムに取り組んでもらいました。

1ヵ月間実施した結果は次のようになりました。

①の12時間断食ができた人は平均690g減少、②の夕食の炭水化物を半分にできた人は平均750g減少、③の食事の比率を均等にできた人は平均580g減少。そして、①〜③をすべてできた人は平均810gの体重が減少するという結果になりました。反対に①〜③のすべてができなかった人は、平均120g増えていました。

この結果からも、体内時計に合ったプチ断食をすれば1ヵ月で580〜810gの減量ができる可能性があります。半年続ければ3・5〜4・9kg、1年では7〜9・7kgを減量できる計算です。リバウンドしにくい減量のペースは1ヵ月で体重の5%以内といわれていますので、十分にこの範囲内に収まると思います。

まずは自分の体内時計を見直そう

時間栄養学的なプチ断食を始めるには、まず自分の体内時計の状態を把握することが最も重要です。巻頭の「表1　あなたの体内時計をチェックしよう」の「**1**あなたの食生活のリズムを調べてみよう」（9ページ）では、食べ方から体内時計の状態を推測できます。

①「朝食は欠食しやすい」、②「朝食は軽かったり、単品が多い」に「はい」と答えた人は、毎朝、体内時計をリセットできていない可能性があります（詳しくは第2、3章へ）。

③〜⑨で「はい」が多かった人は、体内時計のリズムに合わない食べ方をしているため、血糖値や血圧を上げやすい、脂肪をため込みやすいなどのメタボのリスクを上げる食習慣になっている可能性があります。第3、4章で詳しく述べていきますが、これらの食習慣を改めることは、肥満や高血圧、メタボ、睡眠の不調などの予防に役立ちます。

もっと効率的に、もっと楽して、肥満やメタボを改善するには、やはり時間栄養学的な視点は欠かすことができないのです。

コラム 肥満でも、肥満じゃなくても心配な〝メタボ〟って？

お腹がぽっこり出っ張っている体型を「メタボ体型」などと言いますが、メタボリックシンドロームはただ太っているという状態を指すわけではありません。特に日本人では、細身でも糖尿病になる人もいます。

メタボリックシンドロームは、「内臓脂肪症候群」とも呼ばれるように、お腹まわりの内臓の内側に過剰に脂肪がたまった「内臓脂肪型肥満」が前提となり、それに加えて、56ページの診断基準で「高血圧」「高血糖」「脂質異常」に2つ以上当てはまる状態をいいます。

「肥満」「高血圧」「高血糖」「脂質異常」が組み合わさると相乗的に危険度が高まり、生活習慣病といわれる動脈硬化、糖尿病、心筋梗塞や狭心症などの心疾患、脳卒中などの脳血管疾患、認知症、睡眠時無呼吸症候群、腎臓病……などさまざまな病気がドミノ倒しのように起こりやすくなります。このうち心疾患や脳血管疾患は、日本人の死因の2位、4位を占めています。

現在、メタボ患者やその予備軍は、40～74歳の男性で２人に１人以上、女性で６人に１人以上を数えます（「令和元年　国民健康・栄養調査」厚生労働省）。

また、腹囲が基準未満なのに、血糖、血圧、脂質の２つ以上が基準値を外れた状態の〝隠れメタボ〟もコロナ禍により増加。その背景には、日本人を含む東アジア人が、欧米人に比べてインスリンの分泌量が少ないため、高血糖になりやすく、肥満になる前に糖尿病を発症しやすいことも関連しています。

これらのメタボや隠れメタボを予防・改善するには、体内時計を整えることがカギとなります。毎日、朝食をとって体内時計をリセットし、日中を活動的にすごすことで、運動不足や偏った食生活、夜間の暴飲暴食、睡眠不足、ストレス……など、原因となっている生活習慣も改善できます。

なお高齢者については、小太りぎみのほうが健康で長生きという見解もあります。ここでいう小太りは、なるべく筋肉量を維持してＢＭＩを減らさないようにしようということです。単に、やせるためではなく、血糖や血圧の状態などをよくし、健康的な生活リズムをつくっていくことがメタボの予防・改善にはいちばんの近道なのです。

【メタボリックシンドロームの診断基準】

おへその高さの腹囲：男性85㎝以上、女性90㎝以上でかつ、

①高血圧：収縮期血圧（最大）１３０㎜Hg以上　または　拡張期血圧（最小）85㎜Hg以上

②高血糖：空腹時血糖１１０㎎／dl以上

③脂質異常：中性脂肪１５０㎎／dl以上　または　ＨＤＬコレステロール40㎎／dl未満

この３つのうち２つ以上が認められる場合、メタボリックシンドロームと診断されます。

第2章

朝食が病気にならない体を作ると、時間栄養学で判明

1　朝食を抜くと、体内時計が動き出さない

朝食、食べる派？　食べない派？

「食欲がわかないから、朝食はとらない」

「一日中、デスクワークなので、朝食をとるとカロリーオーバーになってしまう」

「朝食をとらないほうが、やせられる」

朝食は健康にいいといわれる一方で、「朝食はとらないほうがメリットが多い」という考えも広がっています。

大昔のように朝から食料を求めて狩りに行くわけでもない、移動も車や電車に頼り、自分の足を使うことは少なく、一日中パソコンの前に座っている。そんな現代のライフスタイルにおいては、一日3食しっかり食べましょうという習慣は時代遅れという考え方のようです。

たしかに、摂取エネルギーと消費エネルギーのバランスは重要です。摂取エネルギーのとりすぎは肥満につながるので、食べすぎないことは基本中の基本でしょう。

しかし、摂取エネルギーオーバーにならないように朝食を抜いたとしても、一日の食べる量が減るとは限りません。特に夕食は、ゆっくり食事を楽しんだり、人と交流したりするなかで、1食で通常の2食分に相当する量を食べていることも少なくないのです。

第1章で述べたように、夜は脂肪をため込む時間帯なので、そのときに2食分も食事をとってしまえば、当然、太りやすくなります。さらに、夕食を食べすぎたために、翌朝、朝食をとらないと体内時計はリセットされないままになり、エネルギーを燃やす代謝の働きに不具合が生じてきます。

つまり、時間栄養学的にみると、朝食抜きは決してダイエットにはつながらないということです。

ひとり暮らし40代男性は、半数が朝食抜き

朝食は、3食のなかでいちばん欠食することの多い食事です。ある人は、「ダイエットのため」意識的に朝食を抜き、ある人は「食欲がわかないから」と成り行き任せ。ぎりぎりまで寝ていて「作る時間も、食べる時間もない」という〝確信犯〟もいます。朝食をとっているという人でも、サプリメントを朝食代わりにしているという人もいて、食事の内容にも大

きな差があります。

朝食を食べない人の割合は男性で14・3％、女性で10・2％。年代別では、男性は40代が最も高く3人に1人、女性は30代が最も高く5人に1人以上でした。対象をひとり世帯の人に絞ると、この割合はさらに上がります。40代の男性ではなんと半数、20代女性の3人に1人以上が、朝食をとらないで一日の活動を始めています（「令和元年 国民健康・栄養調査」厚生労働省）。

朝食抜きの習慣のいちばんの問題は、体内時計がリセットされないということです。時間栄養学の視点では、朝食をしっかりとって体内時計をリセットし、日中の活動に備えて十分にエネルギーを燃やせるよう朝のリズムをつくることが重要です。

朝食をとらないと、肥満やメタボになりやすいことも、国内外の多くの研究で明らかになっています。

ラットの研究で、活動期（ヒトにとっては朝）に食事を与えた場合と、4時間遅らせて「朝食をとらない状態」にした場合とで、体脂肪がどう変化するかを調べたところ、食事量は変えず、食事の時間だけをずらしただけなのに、朝食をとらないラットは体脂肪が増加するという結果になりました。

体内で何が起きているかを調べると、肝臓の末梢時計（64ページ〜参照）の時計遺伝子がリズムよく働いていないこと、脂質をエネルギーに変える代謝のリズムが乱れていたことがわかりました。

また、体温の上昇にも異変がみられました。通常、体温は活動期（ヒトでは朝）に高くなり、休息期（夜間）に低くなりますが、朝食をとらないラットはなかなか体温が上がらず、まだ食べている最中にもかかわらず体温が下がってしまうなど、体温が高い時間が短くなってしまいました。体温が低いままだと、脂肪を燃やす酵素も十分に働かなくなります。こうした体のなかの反応が、体脂肪を増加させた要因ではないかと推測されています。

日本人の「朝食抜き」と「短時間睡眠」のリスク

次に紹介する２０２１年発表の日本人を対象にした大規模な研究でも、朝食をとらないと肥満やメタボになりやすいことを裏づける結果となりました。

この研究は、35〜69歳の日本人（男性１万４９０７人、女性１万４８７３人）を対象に行われました。朝食を週６日以上食べている人を「朝食をいつもとっている人」、６日未満の人を「朝食をとっていない人」と厳しい基準で分け、肥満や高血圧、高血糖、脂質異常などのリスクがあるかどうかを調べました。

解析の結果、朝食をとっていない人はいつもとっている人に対して、男性で1・26倍メタボのリスクが高いことがわかったのです。一般に、メタボのリスクは男性では30代から高まりますが、女性は女性ホルモンの分泌が低下する50代以降に高くなります。そのため、この研究でも、朝食抜きによる女性のメタボのリスクは男性ほどはっきりとは認められませんでした。

しかし、「肥満」（BMIが25以上）のリスクの上がり方は、朝食をとっていない男性で1・15倍、女性で1・18倍でした。

この研究では、同時に、睡眠時間についても調べています。睡眠時間が6〜8時間の人を基準として、6時間未満の「短時間睡眠」の人と、8時間以上の「長時間睡眠」の人のメタボのリスクを調べました。すると、6時間以下の短時間睡眠の人たちがメタボになるリスクは、標準的な睡眠時間の人に比べて男性で1・28倍高くなっていました。

「朝食をとらないこと」と「短時間睡眠」は、まったく異なる習慣のように思われがちですが、体内時計の乱れという点でつながっています。

朝食をとらない人は、まず体内時計がリセットされません。そのため、栄養からエネルギーを作り出す代謝の働きがうまく動き出さず、肥満になりやすくなります。

また、朝食をとらないと、食べる時間も、活動する時間も、眠りにつく時間も、夜遅い時間帯へとずれていきます。その結果、学校や仕事の始業時間に合わせて無理やり起きなければならず、睡眠時間も足りなくなります。

睡眠不足もまた、肥満やメタボ、うつ病などのリスクを高めることが知られています。そして、朝、快調に起きられず、朝食をとる時間もなくなり、体内時計はリセットされないまま、夜型化が進んでいくのです。

このように「朝食欠食」が「睡眠不足」を招き、「睡眠不足」が「朝食欠食」の原因をつくるというように、どちらも関連し合いながら悪循環をくり返すうちに、肥満やメタボ、うつ病というありがたくない〝お荷物〟を背負わされてしまうのです。

この研究では、朝食欠食と短時間睡眠それぞれが、メタボのリスクを高めることを示しています。ここが重要で、朝食欠食と短時間睡眠が2つ合わさると、男性では1・35倍に、女性で1・17倍に高まりました。

実際に、朝食欠食の人は短時間睡眠になりやすく、短時間睡眠の人は朝食を欠食しやすいため、それだけメタボには注意しなければなりません。

2　時計じかけの体のヒミツ

体中の臓器が時間どおり働くから健康

これまで「体内時計」とひとまとめに言ってきましたが、実は、体内時計は体中にたくさんあり、大きく「主時計」と「末梢時計」の2つに分けられます（左ページ、図2）。

主時計は、脳の視交叉上核《しこうさじょうかく》というところにあります。この場所は、食欲や性欲などの本能行動や、自律神経にかかわる視床下部《ししょうかぶ》に属し、視神経が交叉する真上に位置します。PETやMRIなどの医療機器でも見ることができないとても小さな部位ですが、体内時計にとってなくてはならない重要な中枢です。

主時計は、睡眠・覚醒リズム、ホルモン分泌リズム、血圧や体温のリズムなどをつくっています。日中の活動を高めるために交感神経を刺激して体温や血圧を上げ、夜になるとリラックスするために副交感神経を刺激して体温や血圧を下げているのは、自然と実感できるリズムではないでしょうか。

また、主時計は脳の松果体《しょうかたい》という場所に強く結びつき、メラトニンというホルモンを夜

図2　体内時計には、主時計といろいろな末梢時計がある

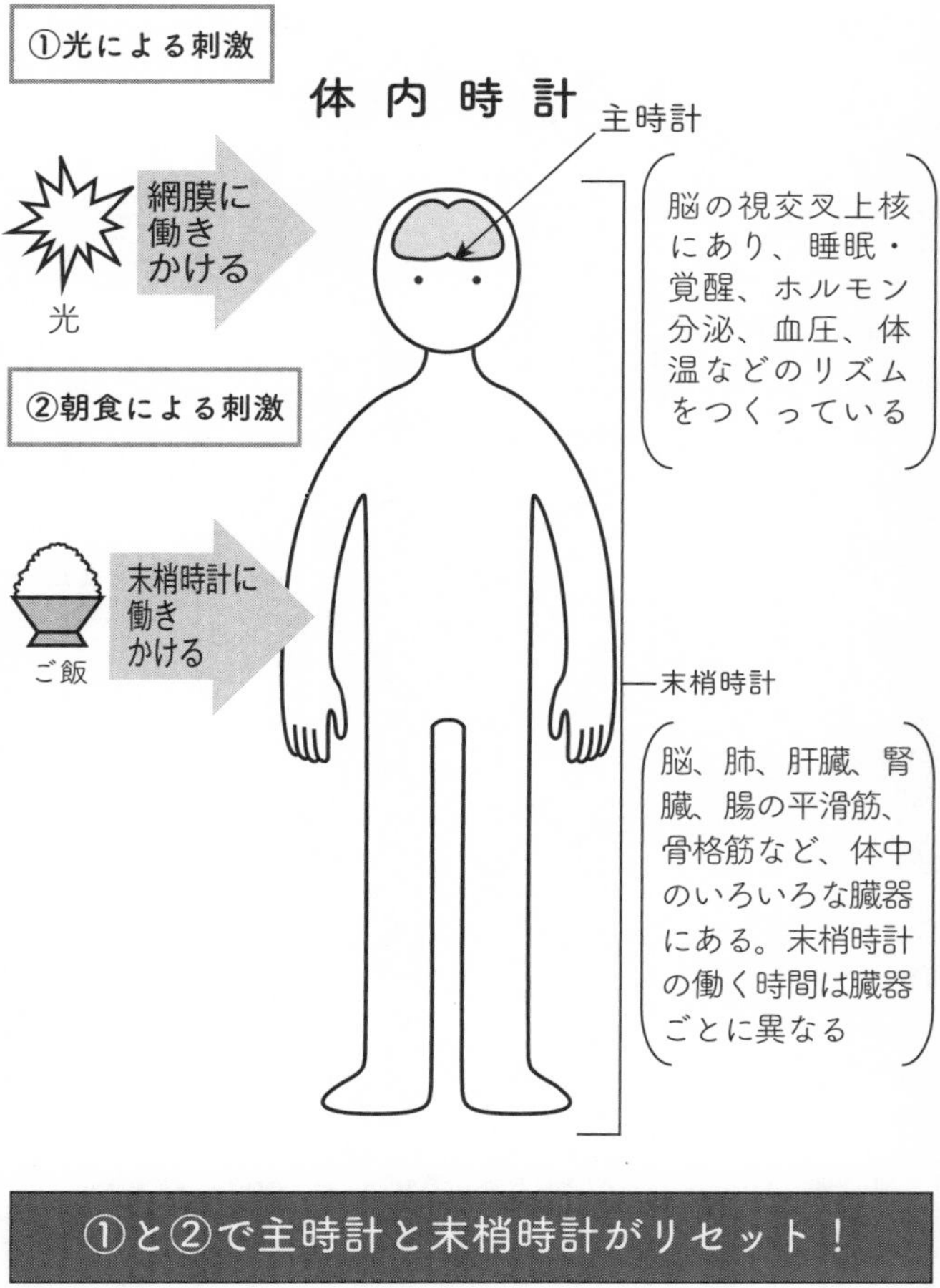
①光による刺激
体内時計
主時計
網膜に働きかける
光
脳の視交叉上核にあり、睡眠・覚醒、ホルモン分泌、血圧、体温などのリズムをつくっている
②朝食による刺激
末梢時計に働きかける
ご飯
末梢時計
脳、肺、肝臓、腎臓、腸の平滑筋、骨格筋など、体中のいろいろな臓器にある。末梢時計の働く時間は臓器ごとに異なる
①と②で主時計と末梢時計がリセット！

に多く分泌させます。夜眠くなるのは、このメラトニンの睡眠を促す作用です。ちなみに松果体という名前は、まつぼっくりに形が似ていることから名づけられました。

一方、末梢時計は体中のいたるところにあります。特に、視交叉上核以外の脳や、肺、肝臓、腎臓、腸の平滑筋、骨格筋などでは体内時計のリズムがよく観察できます。

たとえば、脳でいえば、昼間に覚えたことは長く記憶していられるのに、夜、一夜漬けでつめ込んだ知識はあっという間に忘れてしまうという経験をしたことはありませんか？　これは、脳の記憶にかかわる海馬の末梢時計が、昼間は活発に動き、夜間はあまり活発ではないためなのです。

また、血液の成分である血漿アルブミンは、肝臓で一日の特定の時間帯にのみ作られます。健康な人の排尿リズムは、日中は4～6回と多いのに、夜は少ないというのも、腎臓の働きが昼間に活発になり、夜は活動が低くなるためです。

このように、体中のいろいろな臓器にある末梢時計は、働いたり休んだりするリズムをつくることで、より効率よく臓器が働けるように手助けしているものと考えられます。

体内時計の歯車、時計遺伝子の発見

体内時計を動かす〝歯車〟のような役割を果たしているのが、「時計遺伝子」と呼ばれるものです。最初に発見されたのは１９７０年代初め。ショウジョウバエからリズムにかかわる遺伝子が発見され、Ｐｅｒ《パー》と名づけられました。このＰｅｒ遺伝子を１９８４年に最終的に特定したのが、ノーベル医学・生理学賞を与えられた３人のアメリカ人科学者です。

哺乳類では１９９７年にＰｅｒに似たＰｅｒ１が発見され、その後、Ｐｅｒ２、Ｐｅｒ３などが発見されました。現在ではＢｍａｌ１《ビーマルワン》やＣｌｏｃｋ《クロック》など、約20個の時計遺伝子が見つかっています。なかでも、Ｂｍａｌ１という時計遺伝子は、これがなくなると体内時計がとまってしまうほど重要なものです。

これらの時計遺伝子は全身のあらゆる細胞に存在し、ほぼ24時間の周期で働いています。その働き方は、あるタンパク質が時間とともに使われて減っていくと、それを作るために働き出し、そのタンパク質が一定量に達すると今度は作るのをやめる、というものです。ちょうど、砂が落ちきったところで、ひっくり返すと時間を刻み始める砂時計に似ていますね。砂時計と異なるのは、これを自動的にくり返すことができるということです。

体内時計がリセットされるということは、時計遺伝子がリズムよく働き出すことです。反対に体内時計がリセットされないということは、時計遺伝子が働き出せないために必要なタンパク質がタイミングよく作られず、本来の体の働きを発揮できないことになります。

これらの時計遺伝子を働かないように操作したマウスやラットでは、血糖値を下げるインスリンが効きにくくなる、食欲を抑えるレプチンが効きにくくなる、過食になる、といった代謝に異常が生じ、たちまち体重が増加してしまうのです。

体内時計のリズムを構成する3つの要素

主時計は、一日24・5時間の周期で動いています。これを「概日リズム（サーカディアンリズム）」といいますが、「概日」とは「概《おおむ》ね一日」という意味で、地球の一日の長さ（24時間）と概ね同じということを示しています。「サーカディアン」も「おおよそ一日」という意味のラテン語です。

体内時計のリズムには、次の3つの要素があります（左ページ、図3）。

1つ目は、「周期」。これはリズムの波が上がって下がり、再び元の高さに戻るまでの時間の長さを表しています。

図3　体内時計の3つのリズム「周期」「位相」「振幅」

周期：時間のリズムを表す波

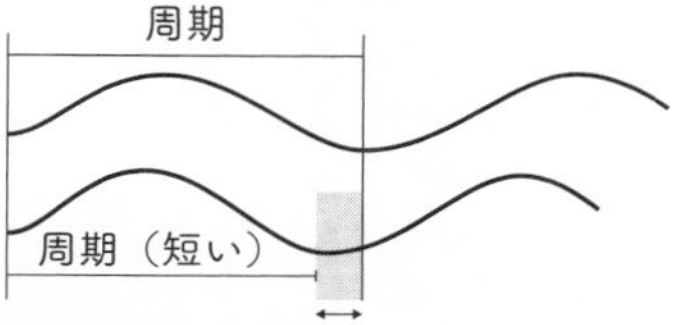

Point　高齢になると周期は短くなる

位相：リズムのスタート地点

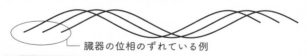

Point　朝の光と朝食でリセットするとリズムのスタート地点が揃う

振幅：リズムの山と谷の部分の差

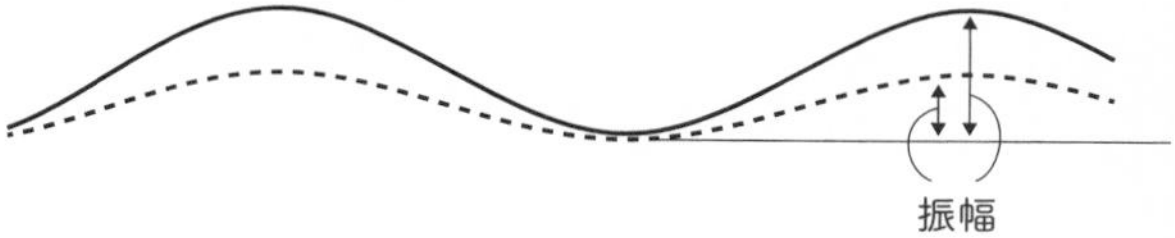

Point　高齢になったり、肥満や糖尿病になると振幅が小さくなる（-----線）

2つ目は「位相」といい、リズムがスタートする地点を意味します。光や朝食が体内時計をリセットすると、そこからリズムがスタートします。

3つ目は「振幅」。リズムの山の部分と谷の部分の差のことをいいます。振幅が大きいと、メリハリがあり、小さくなるとリズムの意味をなさなくなります。

肝臓の末梢時計は振幅が大きいですが、精巣は小さいというように、振幅は臓器ごとに異なります。

振幅が大きい臓器は、働くときは働く、休むときは休むというようにメリハリの利いた働き方をしていますが、臓器によってはリズムのないほうがいい場合もあります。精巣のリズムの振幅が小さいのは、精子を作る時間と作らない時間をもつよりも、一日中いつでも精子を作れるほうが、子孫を増やすチャンスが増えるという生存戦略とも考えられます。細菌類が体内時計をもたない理由も、一日中分裂増殖するほうが、戦略的によいということかもしれません。

体内時計は年齢によっても変化します。高齢になると、「周期」は短くなり、「振幅」も小さくなっていく傾向があります。また、肥満や糖尿病になると「振幅」が小さくなることも知られています。

3　朝食をとらないとハーモニーが乱れる

主時計はオーケストラの指揮者

主時計の周期は24・5時間ですが、末梢時計はそれぞれ微妙に周期が異なります。にもかかわらず体中の体内時計がてんでバラバラにならないのは、主時計がしっかりと末梢時計を束ね、オーケストラの指揮者のようにリズムをリードしているためです。

実験で、主時計の視交叉上核と末梢時計のリズムを観察すると、主時計は能動的にリズムを維持するしくみがあるのに対して、末梢時計は受動的で、主時計に指揮をとってもらわなければ、リズムを刻めなくなっていくのがわかります。この現象を確認したのは40年ほど前のことですが、私たち哺乳類の体内時計の巧みさに感動したのを今でも覚えています。

体内時計のしくみは、多くの生物がもっていますが、主時計が指揮者のように全体を統制するのは哺乳類の特徴です。主時計が末梢時計をリードし、全体としてリズムよく、きれいなハーモニーを奏でられている状態を保つからこそ、体中の臓器がリズムよく動き出し、健康を維持できるのです。

朝の「光」と「朝食」の刺激が毎日ずれを修正

体内時計どうしの美しいハーモニーも、毎日、外界（地球の一日）とのずれをリセットしなければ実現しません。そのずれの修正に必要なのが、朝の「光」と「朝食」です。

光は、主時計を動かすのに必要な、最も重要な刺激です。朝、太陽の光を浴びると、光が網膜から視神経を通して視交叉上核に届き、その刺激が体内時計を前へ動かして、外界とリズムを合わせることができます。一方、朝食は、末梢時計のなかでも、代謝にかかわる肝臓などの末梢時計を動かします（65ページ、図2）。

これ以外に、運動や温度なども体内時計を動かす作用があることがわかっていますが、最も基本的なものは、一日の始まりに浴びる光と、朝食であることは間違いありません。

文部科学省は2006年から、子どもたちの生活リズムの向上を図るため「早寝早起き朝ごはん」という運動をしています。まさに「早起き」は光の刺激、「朝ごはん」は朝食の刺激の大切さを広めています。

主時計と末梢時計のずれが「時差ボケ」を生む

では、朝、光だけ浴びて、朝食をとらないとどうなるのでしょうか？　ヒトを対象にした実験をみてみましょう。

実験は、午前7時点灯、午後11時消灯という実験室の環境で行われました。まずは、午前7時、正午、午後5時に食事をしてもらい、視交叉上核のリズムを血液中のメラトニンの濃度から、末梢時計のリズムを皮下脂肪の体内組織から調べました。

その後、食事時間のみ5時間遅らせて正午、午後5時、午後10時に行い、同様に主時計と末梢時計のリズムを調べました。

その結果、明暗条件は変えていないので、主時計のメラトニン分泌リズムに変化はありませんでしたが、末梢時計は1〜1・5時間遅れていました。

食事時間を5時間ずらしたのに、1〜1・5時間のずれにとどまったのは、おそらく視交叉上核の主時計の、末梢時計の後退を食い止めようとする力が働いたためではないかと考えられます。言い換えれば、指揮者である主時計の強いリーダーシップをもってしても、朝食をとらなければ、主時計とのあいだにずれが生じてしまうということです。

それは、主時計と末梢時計のあいだで「時差ボケ」を起こしている状態であり、主時計のほうは、日中に向けて活動性を高め、エネルギーを燃やしたいのに、末梢時計のほうはまだその準備ができておらず、エネルギーを燃やしたいのに燃やせない状態といえるでしょう。オーケストラにたとえれば、主時計が一生懸命、指揮棒を振っているのに、末梢時計のほうはまだ楽器のチューンアップ中といったところです。

4　夜、食欲にブレーキがかからなくなる

夜食のカップラーメンは、なぜ昼間食べるよりうまいのか

朝食抜きのツケは、主時計とのあいだにずれを生じさせてしまうだけではありません。夜の食欲という〝落とし穴〟も待ち受けています。

体内時計は食欲もコントロールしており、遅い夕食やその後の夜食が常態化すると、食欲は猛烈に高まりやすいという特徴があります。これは、満腹中枢を刺激し、食欲にブレーキをかけるレプチンの働きが低下するためです。まさに夜は〝魔の時間帯〟なのです。

朝食をとらない人は、全体的に活動の時間帯が夜の方向にずれる傾向があり、食事の時間

も夜の遅い時間になりがちです。そうすると、なかなか満腹感が得られず、食べすぎてしまうのです。

なかでも注意したいのは、夜食。学生のレポートの課題でも、仕事の残業でも、夜遅い時間になるほどチョコレートやポテトチップスに手が伸びていきます。毎晩のように夜食のカップラーメンを食べたくなるのも、実は体内時計によって説明できるのです。

カップラーメンの正体は、糖質と脂質が中心ですが、夜は、ドーパミンが分泌されやすく、この糖質や脂質に対してやみつきにさせます。夜食で食べるカップラーメンのめんと脂っこいスープがなんとも言えず、胃の中にしみ込んできて幸福感で満たされるのは、ドーパミンによる作用だったのです。

ドーパミンは快楽物質といわれ、喜びを感じさせてくれる脳内物質です。何かをやり遂げたときなどに分泌され、達成感や満足感をもたらしてくれるので、これをもう一度味わいたいために、次の目標に挑戦するときのモチベーションにもなります。

一方で、ドーパミンは依存にもかかわっています。ギャンブルや買い物、アルコール、薬物などによって、気分が高揚すると一気にドーパミンが分泌され、その快感がやめられなくなっていきます。やめたくてもやめられない、これが嗜癖《しへき》や依存の状態をつくります。

健康によくないことがわかっているのに、ついつい夜食にカップラーメンやピザ、脂っこいお菓子などを食べてしまうのも、夜、ドーパミンを多く分泌する体内時計が糸を引いているということです。

太古には夜、脂肪をため込む遺伝子が有利だった

一気にたくさん食べて、すぐに寝る。これはいちばん太るパターンです。食事から睡眠までの時間が2時間以下になると、ＢＭＩが高くなることが知られています。

食べてすぐ寝ると太る理由は、食事でとったエネルギーを消費する前に寝てしまい、エネルギーが脂肪として蓄積されるためだけではありません。

体内時計的にみると、眠りを誘う睡眠ホルモンのメラトニンが夜、分泌されることで、血糖値を下げるインスリンの効きが悪くなり、血糖値が下がりにくくなるのです。

また、夜には、時計遺伝子のＢｍａｌ１遺伝子が活発になります。Ｂｍａｌ１は、脂肪細胞に脂肪をため込もうとする働きをしています。太古の飢餓と隣り合わせだった時代には、食料が十分得られなくても活動できるように、夜のうちに余ったエネルギーを少しでも脂肪としてため込んでおこうという遺伝子が生存戦略に有利に働きました。現代では、それが不

利に働いているのです。

5　体内時計の乱れが起こす心や体への悪影響

不規則な生活ががんの罹患率を上げている

メタボは、食べすぎや運動不足、ストレスなどの生活習慣が原因で起こりますが、朝食をとらない習慣もメタボの原因になることがおわかりいただけたのではないでしょうか。

メタボの状態は、内臓脂肪を過剰にたくわえた状態であり、血圧が高く、血糖値やコレステロール値が高いなど、血管が傷つきやすい状態にあります。この状態になるとそこからドミノ倒しのように、高血圧症、糖尿病、脂質異常症、動脈硬化、脳卒中、心筋梗塞、心不全、認知症……というようにさまざまな病気が起こってきます。

血糖値が高いと、糖尿病になるだけでなく、認知症のリスクが高まることが知られています。また、がん細胞はブドウ糖だけをエネルギーとして増えていくので、高血糖の状態が続くとがんになりやすいともいわれ、特に大腸がん、肝臓がん、膵臓がんは、糖尿病の人のリスクが高いことがわかっています。

医療や物流、製造業の現場などで働き、夜勤をはじめ働く時間が不規則で体内時計が乱れやすいシフトワーカーには、うつ病や乳がん、前立腺がん、大腸がんの発症リスクが高まることも知られています。これらのがんは、いわゆる欧米型の高カロリーの食事パターンによる肥満と関係が深いがんですが、体内時計が乱れて肥満を招きやすいシフトワーカーにとっても、注意すべきということです。

こうしたことからも、体内時計は現代人が悩む生活習慣病の多くにかかわっていることがわかります。

そしてまた、体内時計の乱れが肥満や糖尿病などを起こす一方で、肥満や糖尿病が体内時計のリズムを崩すという側面もあり、にわとりが先か、卵が先かという議論のように、両方が悪循環の状態を生み出しています。

大学生の抑うつ状態の背景に朝食欠食が

朝食をとらない習慣は、心の健康にも影響を及ぼします。

これまで、子どもや学生を対象にした多くの調査では、朝食欠食の子どもは、朝食をとる子どもに比べて、学業の不振、肥満傾向がみられることが指摘されていました。さらに、授業中座っていられない、教師の話をじっと聞くことができない、態度が悪いなど、いわゆる学級崩壊の背景に、朝食欠食がかかわっているともいわれています。

ある高校の教師は、朝、遅刻する生徒が多いことに驚き、遅刻の理由を探っている過程で、朝食をとっていない子どもが多いことに気づきました。教育現場でも、授業で教科を教える以前に、朝食をとるという習慣づくりに、個々の教師たちが取り組み始めています。

なぜ、朝食をとらない子どもたちは、成績が振るわず、落ち着きがないのか。

朝食をとらないことで、血液中のブドウ糖濃度が低いままの状態になり、集中力が上がらないことも考えられますが、脳にある主時計と肝臓などの末梢時計のリズムがずれてしまう、体内時計の不調が関係していると考えられます。

大人でもこうした傾向は当てはまります。大学生を対象に1年間追跡調査したところ、朝食をほぼ毎日（週6日以上）とる人に対して、2〜5日の人や1日以下の人は抑うつ状態が多くみられたという報告があります。朝食をとらない頻度が高いほど、体内時計に乱れが生じ、抑うつ状態になりやすいことがわかりました。

また別の調査では、朝食時間が遅いことや、食事の時刻が日によって変わることも、うつ病などの気分障害に関連しているといわれています。

何となくやる気が出ない、気分が落ち込む、好きだったことを楽しめない、不安や焦りを感じてイライラする、疲れやすい、そんな自分を責めてしまう……。こうした心の停滞は、体内時計の乱れから始まっている可能性があるのです。

6　知れば食べたくなる朝食の効果

朝食で、太りにくくなる7つの理由

では、朝食をとるとどんないい効果があるのか、同じ食事でも、昼食、夕食、夜食でとった場合と何が違うのか、具体的にみていきましょう。

①体内時計をリセットする

朝食は、おもに肝臓にある末梢時計をスタートさせる働きがあります。末梢時計がリズムよく働き、代謝にかかわるしくみが効率的に働き出すことによって、日中の活動期は太りにくい、メタボになりにくい状態をつくります。つまり、本来、体がもっている働きを目覚めさせ、十分に発揮させるきっかけをつくっているのが、朝食と言っていいでしょう。

②体温を上げやすい

食べながらうっすらと汗ばんでくることがあります。特に香辛料の利いた辛いものや温かいものを食べると体がポカポカしてきます。これは、食事をとったときにエネルギーが燃やされて体温が上がる「食事誘発性熱産生」というしくみによるものです。

人が消費するエネルギーは、運動によるエネルギー消費が30％程度、呼吸や内臓など生命維持のために消費する「基礎代謝」が60％といわれています。「食事誘発性熱産生」は、残りの10％を占めています。

この熱産生は、同じ食事内容でも、夕食でとったときより、朝食のほうが大きいことがわかっています。熱産生はタンパク質をとったときがいちばん大きく、次に糖質で、脂質はあまり体温を上げません。朝食にタンパク質や糖質をとると、それだけで体温が上がり、エネルギーを消費するということです。

③肝臓の代謝がダイナミックに起こる

肝臓では、食事からとった栄養素を利用しやすい形に分解・合成し、必要に応じてエネルギーとして使ったり、肝臓や筋肉にたくわえたりする働き（代謝）をしています。

朝食では、この代謝の働きがダイナミックに起こることが実験で確認されています。同じ食事内容の朝食と夕食のあと、30分、60分、120分で血液を採取し、そのなかに含まれる代謝物を測定すると、朝食では代謝によって起こる物質が非常に多いことがわかったのです。朝食は代謝の働きが活発ということを意味します。

この代謝の働きは、朝食の前に長い空腹時間があると、より活発になります。これは朝食だけの特徴で、昼食や夕食の前に長い空腹時間をとったとしても、代謝は活発になりません。

④朝食の血糖値は上がってもすぐ戻る

同じ内容の食事をとったあとの血糖値についても、朝食、昼食、夕食で違いがあります。血糖値が高まりにくく、すぐに戻りやすいのは朝食です。次いで昼食、夕食の順になります。

朝食ではインスリンが効率的に効くので、血糖値が速やかに戻りますが、夕食では、前に述べたように睡眠を促すメラトニンの影響で、インスリンの効きが悪くなります。そのうえたくさん食べてしまうと、高血糖の状態が続き、これがインスリンによって脂肪に変えられ、肥満の原因になっていきます。

⑤朝食が睡眠中に脂肪を燃えやすくする

私たちは日中は、糖質（ブドウ糖）をエネルギー源にしていますが、睡眠中は体内にたくわえられた脂肪を材料にしてエネルギーを作ります。日中の活動期と、夜間の休息期では代謝の方法が大きく変わるのです。

寝ているあいだに行われる脂肪を酸化して分解する脂肪酸化というものを起こしやすくするのも、朝食です。

朝食、昼食、夕食、夜食をそれぞれ午前8時、昼12時30分、午後5時45分、夜10時に設定し、1回目は、朝食、昼食、夕食をとり夜食はとらずに、2回目は朝食をとらずに昼食、夕食、夜食をとって、どちらがエネルギーを消費しているかを比べました。

すると、朝食をとらない人たちは、睡眠中、あまり脂肪が分解されず、夜食でとった糖質（ブドウ糖）が先にエネルギーとして使われていました。朝食抜きで夜食ありの習慣は、太りやすいということです。

⑥セカンドミール効果が大きい

野菜やきのこ、海藻、豆、芋などに豊富に含まれる食物繊維は食後、血糖値を上げすぎないようにする作用があります。その効果は、どの食事でも現れますが、血糖値を下げる効果が高いのは朝食に食物繊維をとったときです。

朝食の食物繊維が血糖値を下げる効果は、昼食や夕食にも及びます。昼食や夕食で食物繊維をとらなくても、朝食での効果が持続するのです。最初の食事（ファーストミール）でとったものの効果が、次の食事（セカンドミール）にも影響を及ぼすことをセカンドミール効果といい、朝食のセカンドミール効果は一日のなかで最も大きいことも確認されています。

⑦血圧を下げるから脳卒中も減少

一般に血圧は朝上がり、夜になると下がります。朝、血圧が上がるのは、活動を高めるための体の作用ですが、朝食をとると血圧は下がります。しかし、朝食をとらないと空腹によるストレスも加わって、血圧はより高くなりがちです。日常的に朝食をとらない人は朝に高血圧になりやすい傾向があるということです。

最近、メタボの人がなりやすい心臓病や脳卒中と、朝食欠食の関係に関する調査が発表されました。45〜74歳の男女約8万人を13年間追跡した結果、朝食を毎日とる人に比べて、週に0〜2回しかとらない人は、脳卒中全体では18％、脳出血に絞ると36％もなりやすいことがわかったのです。

高血圧は、脳卒中を起こす原因のひとつなので、きちんと朝食をとり、運動や薬などで血圧をコントロールしていくことが重要になります。

このようなことから、朝食にはほかの食事では得られない効果があることがわかります。これらの効果は、いずれも肥満やメタボを防ぎ、改善するうれしいものばかりです。

コラム なかなか落ちにくい皮下脂肪と、タチの悪い内臓脂肪

脂肪には、皮膚のすぐ下につく皮下脂肪と、内臓と内臓のすきまなどにたまる内臓脂肪があります。皮下脂肪がたまる皮下脂肪型肥満は女性に多く、洋ナシ型肥満ともいわれ、一方、内臓脂肪がたまる内臓脂肪型肥満は男性に多く、お腹が出っ張ったリンゴ型肥満ともいわれています。

皮下脂肪も内臓脂肪も、ご飯やめん類などの糖質のとりすぎや、脂質のとりすぎ、運動不足などが原因でたまっていきますが、その脂肪の役割やたまり方は少し異なります。皮下脂肪は、外からの衝撃や寒さから体を守るための脂肪で、長い時間をかけて少しずつついていきます。特に、女性の場合は、授乳期に赤ちゃんに母乳を与えるためのたくわえとして皮下脂肪をためる働きがあります。

それに対して内臓脂肪は、皮下脂肪よりも短期間でつきやすく、飢餓状態になったときに生き延びるための貯蔵庫のような役割があります。どちらも同じ中性脂肪ですが、内臓脂肪は過剰に「量」が増えていくのにともなって、「質」も悪くなっていくという特徴がありま

す。

たとえば、内臓脂肪がたまると、脂肪細胞から分泌されるホルモンなどのうち、動脈硬化を抑制するよいホルモン（アディポネクチン）や、食欲を抑えてくれるレプチンが減少してしまいます。

反対に、血糖値を下げるインスリンの働きを低下させる悪いホルモンや、血栓を作り動脈硬化を進める物質、血圧を上げる物質が増えていきます。

こうした働きによって、肥満はますます進み、血圧は上がり、血糖値も上がり、脂質異常も起こすといった、メタボリックシンドロームの条件を満たしていくことになります。

内臓脂肪は、中年の男性に多くみられますが、女性でも女性ホルモンのエストロゲンが減少する更年期になると内臓脂肪が増えやすくなります。

皮下脂肪も、内臓脂肪も、落とすには日ごろの食事や運動が大事ですが、脂肪の落ち方にも違いがあります。

運動すると、最初に筋肉などにたくわえられたグリコーゲン（糖）が使われます。そのたくわえはすぐになくなるため、次に内臓脂肪が使われます。内臓脂肪は分解されて肝臓に運ばれ、エネルギーになるので、つきやすい反面、落としやすい脂肪と言えます。

しかし、皮下脂肪は、内臓脂肪のあとに使われる脂肪なので、内臓脂肪がたまっているうちは使われる順番がまわってきません。皮下脂肪を落とすには、根気よく食事の習慣を改善し運動を続けていく必要があります。

どちらの脂肪も、まず糖質や脂質のとりすぎを防ぐことが肝心です。年齢や性別、日ごろの活動量に合ったカロリーをとるように食生活を見直しましょう。ここで無理な食事制限をすると、筋肉がやせてしまい、全体の基礎代謝が低下するなど十分なダイエット効果が得られません。特に、落とすのに時間がかかる皮下脂肪は、栄養と運動で筋肉を維持しながら、脂肪を燃やすことが重要になります。

脂肪を燃焼させる運動は、ウォーキングやジョギング、自転車、水泳などの有酸素運動が有効です。また、筋トレをすることで、脂肪を燃焼させるホルモンが筋肉から分泌されるので、併せて行うとよいでしょう。

いつ食べると脂肪をため込みにくいのかは第3章で、いつ運動すると脂肪を燃やしやすいかは第5章を参考にしてください。

第3章

「いつ」「何」を食べれば心も体も健康か

1　糖質のとり方にはタイミングがある

「一日中ずっと糖質を控える」は正しい？

糖質のとりすぎは肥満になるとして、ダイエットをする人や体型を維持する人などの多くが取り組んでいる糖質制限。「糖質オフ」「糖質ゼロ」などをうたう商品を利用したり、ご飯やめん類、パンなどの主食の量を減らす人も多いのではないでしょうか。

営業職で40代に入ったばかりのBさん（男性）は、20歳のころの体重より10kgぐらい増えてしまいました。学生時代はずっとスポーツで体を動かしてきましたが、就職して運動の機会がかなり減ったのに、食べ方だけは学生時代と変わらずにガッツリと食べてきました。

まずは、主食のご飯を減らすことに決め、朝食はゆで卵とヨーグルトのみ。昼食も焼き魚定食や焼き肉定食のご飯だけを半分にしました。夕食も主食を減らすように心がけているのですが、時々無性にご飯が食べたくなり、仕事帰りに牛丼やカレーライスのお店に立ち寄ってしまいます。

結局、糖質制限できたのは朝食だけ。その反動で、夕食で糖質が多く含まれるメニューをドカ食いし、ダイエットどころかかえって体重が増えてしまったのです。

主食は朝食でとり、夕食で減らす

一般的な糖質制限ダイエットは、ＢＭＩ25以上で肥満と判定された人の場合、一日の糖質を60ｇ以下に抑え、特に夕食での糖質を減らそうというものです。一見、太りそうな牛肉のステーキも、ご飯に比べると糖質量が少なく「ヘルシーな食べ物」ということになります。

しかし、多くの人がそれぞれの判断で行ううち、一日を通して均等に糖質を低く抑えたり、Ｂさんのようにリバウンドで夜、糖質を多くとってしまうという誤った食べ方になることも少なくありません。

何を食べると血糖値がどれだけ上がるのか。それを理解し、実感しながら食生活を送るというのはとても難しいことです。

私は数年前、研究のため持続血糖モニターを装着し、自分の血糖値の変化を調べたことがあります。上腕の皮下に細い針を刺し込んで、血糖値の変化をモニターするものです。通常は糖尿病患者が血糖コントロールのため１～２週間用いますが、私は半年ほどつけたまま生活しました。

あるとき、香川県丸亀市の市民講座を頼まれ、市長さんと昼食を一緒にする機会がありました。もちろん、食べたのはうどんです。

「うどん県」を自称する香川県は、うどん文化が人気の地域なのですが、糖尿病が多いという負の一面もあります。私は「うどんは糖質が多いので、これだけ高血糖になる」というデータをとり、さっそく講演で話そうと考えていました。

ところが、モニターを見ると血糖値はそれほど上がりませんでした。そのとき食べた昼食は、うどん単体ではなく、サラダや肉のおかずのついたセットメニューであり、野菜を先に食べる「ベジタブル・ファースト」をしたため、血糖値の上昇が抑えられたのでしょう。うどんも、食べ方しだいなのだと実感できる出来事でした。

また、日本栄養・食糧学会で昼食をとりながらのランチョンセミナーが2日連続でありました。そのとき配られた弁当は2日間とも、いつもの昼食より高い血糖値を示しました。ごく一般的な弁当でしたが、栄養学の学会の昼食としてはいかがなものか、とこの学会のシンポジウムでお話ししました。

栄養学の専門家ですら、血糖値に対する意識は十分ではありません。まして、一般の人がどうしたら糖質とうまくつきあっていけるかは、重要な課題です。

糖質のとりすぎが、肥満につながりやすいのはたしかですが、一方で糖質は重要なエネルギー源であり、特に脳の活動には不可欠です。人類と糖質とのつきあいは長く、少しの量で効率よくたくさんのエネルギーに変わる糖質は、飢餓との闘いが長かった人類にとっては救世主でした。

時間栄養学の立場からすると、朝食では適量とり、夕食では控えめにするなどと、体が糖質を必要とするタイミングに糖質をとり、糖質をとると肥満になりやすいタイミングにはとらないようにする、そんなメリハリが必要だと言えます。

このように、時間栄養学は、「何を食べるか」「どれだけ食べるか」という従来の栄養学に加えて、「いつ食べるか」という視点を加えた新しい学問です。いつ食べると、体内時計を前進させたり後退させたりするか、そして、同じものを食べるのでも、いつ食べると血糖値が上がりにくいか、いつ食べるとエネルギーに変わりやすいか、多くのことがわかってきました。

このような時間栄養学的な視点に立つと、朝昼夕の食事はそれぞれもっている意味が異なります。この章では、3食それぞれどんな食べ方がよいのか、具体的にみていきましょう。

2　朝食――体内時計をスタートさせるベストな食べ方

カギは、インスリンの出やすい食べ物

朝食は、起床してはじめてとる食事で、一日の栄養をとる目的だけでなく、おもに肝臓などの末梢時計を動かすという大切な役割があります。いわば、朝食が〝目覚まし時計〟のような役割をしているのです。

ポイントとなるのは、食べる時間です。第1章で述べたとおり、食事が体内時計を前に動かせるのは、朝の時間帯のみ。一般的に朝といわれている午前9時ごろまでにとりたいものです。それ以上遅くなる場合は、体内時計を動かす効果が薄れていきます。

もうひとつのポイントは、何を食べると、より効果的に体内時計を動かすことができるのか、ということです。結論から言うと、体内時計を動かす力が大きいのは「インスリンが出やすい食べ物」ということがわかっています。

インスリンは、膵臓から分泌されるホルモンです。ご飯やパンなどの糖質をとるとブドウ糖に分解され、血糖値が上がりますが、インスリンはこの血糖値に反応して分泌されます。

肝臓にある末梢時計は、このインスリンの量が増えることで動き出します。だから、朝食には、血糖値が上がりやすく、インスリンが出やすいものが適しているのです。

というと、健康を気にしている人ほど驚かれるかもしれません。肥満やメタボ予防のために、血糖値を上げるものはタブー。糖質をできるだけ減らそう、血糖値の上がりにくいGI値（GIとはグリセミック・インデックスの略で、食後血糖値の上昇を示す指標）の低い食品などを選ぼう、といった情報が一般に広がっているからです。

たしかに健康を維持するうえで、糖質のとりすぎや血糖値の上げすぎには注意しなければなりませんが、体内時計を動かすための朝食は、むしろ血糖値が上がりやすく、インスリンが出やすいものであることがポイントとなります。

ヒトにとって糖は重要であるため、実は食事に頼らずに血糖値を上げるしくみが備わっています。朝、光を浴びて体内時計の主時計が動き出すと、脳下垂体《のうかすいたい》が刺激されて、血糖値を上昇させるホルモンが分泌されるのです。太古の昔、何も食べなくても、起きてすぐに活動できるように備わったしくみと考えられています。しかし、その血糖の量は十分ではなく、やはり体内時計をリセットするには糖質を朝食でとらなければなりません。

血糖値の上昇は、昼食や夕食では肥満へとつながりますが、朝食ではそれほど心配する必要はありません。体内時計は、朝のほうが血糖値を下げるインスリンの効果が高く、夜になると働きが弱くなるというリズムをつくっていますが、これも血液中の糖を効率的にエネルギーとして使うというしくみと連動しています。

魚の脂やタンパク質も、体内時計を動かしやすい

体内時計のリセット効果は、鮭やさば、さんま、いわしなど魚の脂に含まれているＤＨＡ（ドコサヘキサエン酸）やＥＰＡ（エイコサペンタエン酸）といった不飽和脂肪酸にもあります。魚の脂はＧＬＰ－１という、インスリンの分泌を促す働きがあるホルモンを出します。ちなみに、魚の脂以外の脂質についても調べましたが、肉の脂身などの動物性脂質、バターなどの乳脂肪、大豆・ごまなどの植物油には、ＤＨＡやＥＰＡのような働きはみられませんでした。

また、タンパク質にも体内時計のリセット作用があることがわかりました。タンパク質はアミノ酸に分解されて吸収されますが、インスリンではなく、インスリンとよく似た物質である「インスリン様成長因子１」（ＩＧＦ－１）が分泌されます。このＩＧＦ－１が、インスリンのように体内時計を動かすのです。

そのほか、野菜や肉、大豆など幅広い食べ物に含まれるビタミンK、野菜や海藻に含まれる水溶性食物繊維にも体内時計を動かす作用があります。

和食の組み合わせは理想的だった！

こうして体内時計のリセット効果が高いものを考えていくと、昔から食べられてきた「ご飯と魚」という朝食が理想的であることがわかります。

ご飯は、糖質でしっかりと血糖値を上げてくれますし、主菜としてよく登場する焼き魚や煮魚には、DHA、EPAの魚の脂やタンパク質が豊富に含まれています。

おもしろいのは、魚の脂だけでは体内時計が動かないことです。ご飯と一緒に食べ、ご飯でインスリンが上がりやすい状態になったところで、魚の脂をとることではじめて体内時計のリセット効果が高まるのです。ご飯と魚を組み合わせれば、ご飯が少なめでも、高い効果が期待できます。しかも、魚の脂は、朝がいちばん吸収されやすいので、まさに朝食向きの食べ物といえるでしょう。

また、朝食でよく食べられる納豆は、ビタミンKが豊富に含まれています。ひじきの煮物やわかめのみそ汁には水溶性食物繊維が含まれています。こうした朝食の定番ともいえるメニューは、体内時計的にとても理にかなっていたのです。

おすすめの朝食は「糖質＋魚の脂＋タンパク質」

朝食でしっかりと体内時計を動かすには、インスリンを出しやすい糖質の主食と、DHAやEPAの魚の脂、タンパク質（左ページ、表2）を意識することが大切です。

ご飯に、タンパク質が豊富な卵を加えただけの「卵かけご飯」でも、体内時計のリセット効果が高まります。DHAやEPAが強化された卵も売られています。

パン食の人は、スープや牛乳などでタンパク質をプラスしたり、ツナ缶を活用して、ツナサラダを一緒に食べたり、ツナサンドにするのもおすすめです。魚の脂のなかでも特にツナ（まぐろ）の脂は、体内時計を進めやすい作用があります。

朝は手の込んだものを作っている時間がないという人も多いでしょう。チーズやハム、ウインナーなどの加工食品を活用すると便利です。最近は、タンパク質を多く含む魚肉ソーセージやちくわ、かまぼこなども開発されています。レトルト食品としてスープ類も豊富にあり、なかには朝食用に開発されたものも増えています。

コンビニのおにぎりなら、鮭やツナを選ぶといいでしょう。意外なところでは、まぐろや

表2　体内時計を動かすタンパク質

タンパク質は体内時計のリセット効果や睡眠物質メラトニンのもととなる。手に入りやすくタンパク質の含有量が多い食品を紹介。

100g当たり含有量（小数点以下、四捨五入）

肉類	鶏ささみ25g、鶏むね肉（皮なし）24g、生ハム24g、ローストビーフ22g、牛もも肉21g（部位による）、豚ロース（脂身つき）19g、ロースハム19g、鶏砂肝18g、ウインナー12gなど
魚介類	たたみいわし75g、するめ69g、いわし丸干し33g、イクラ33g、焼きたらこ28g、さば水煮缶21g、ツナ水煮缶16g、かにかまぼこ12g、魚肉ソーセージ12gなど
卵類	卵黄17g、ピータン14g、ゆで卵13g、うずら生卵13g、生卵12g、ポーチドエッグ12g、卵白10g、うずら卵水煮缶11gなど
大豆製品	きな粉37g、油揚げ（生）23g、納豆17g、がんもどき15g、厚揚げ11g、木綿豆腐7g、豆乳4gなど
乳製品	パルメザンチーズ44g、脱脂粉乳34g、プロセスチーズ23g、カマンベールチーズ19g、クリームチーズ8g、植物性生クリーム6g、ヨーグルト4g、牛乳3gなど

＊肉類は加工品以外、調理前のタンパク質含有量。
＊乳製品は各商品によりタンパク質含有量に差があるので、成分表記で確認を。

文部科学省 食品成分データベースより

サーモン、しめさばなどの寿司も、朝食のイメージがないかもしれませんが、体内時計のことを考えると、朝食におすすめと言えます。

あと一品とるなら、ビタミンKや食物繊維を

体内時計を動かしやすいものに、ビタミンKがあります。糖質の主食、タンパク質の主菜のほかに、もう一品とりたいという方は、ビタミンKを含む食品を意識してください。

ビタミンKは、野菜なら小松菜、モロヘイヤ、ほうれんそう、にら、キャベツなどに豊富に含まれています。大豆タンパクの豊富な納豆は、ビタミンKもたっぷりとることができます。そのほか、鶏もも肉や卵、豆類、干しわかめなど、幅広い食品に含まれています。

ビタミンKは油に溶けやすい脂溶性なので、油を使った炒め物や、油を含むドレッシングで和えると吸収がよくなります。

食物繊維も、体内時計を動かしやすいことがわかっています。水に溶けない不溶性食物繊維と、水に溶ける水溶性食物繊維がありますが、水溶性食物繊維は、腸内細菌が「短鎖《たんさ》脂肪酸」を作るときのえさになります。この短鎖脂肪酸が、血中にGLP－1というホルモンの分泌を進め、そのホルモンの働きによりインスリンが出るのです。これにより、体内時計が

動きやすくなるというしくみです。

水溶性食物繊維を多く含む食品には、大麦やこんにゃく、寒天、昆布、わかめ、ひじき、里芋、菊芋、なめこ、納豆、オクラ、ごぼうなどがあります。副菜に、わかめのみそ汁や納豆、里芋のきぬかつぎ、ひじきサラダなどを加えてはいかがでしょうか。

また、豆腐の白和えやおからを使った卯の花和えなどは、食物繊維もタンパク質もとることができ、朝食の副菜にぴったりです。前日、和え種の野菜などを用意しておけば、朝食時に和え衣と和えるだけなので、忙しい朝にも作りやすいでしょう。

お米の朝食で心の安定も

どんな朝食をとると、肥満を防ぎ、心にいい影響を及ぼすか——。そんな研究が最近、発表されました。12～18歳の子ども約１００人を対象にした、韓国の研究です。

もともと朝食をとる習慣のない子どもに、米食を中心にした朝食、小麦を中心にした朝食、一般的な韓国の朝食を12週間続けてもらいました。

その結果、肥満の目安になるＢＭＩや体脂肪がいちばん下がったのは、米食を中心とした朝食をとったグループだったのです。しかも、米食グループはストレスの低下もみられ、脳波にアルファ波が大きく現れるようになりました。アルファ波は、リラックスしたときや集中したときに現れることから、お米の朝食の習慣が精神的に安定をもたらしたのではないかと考えられます。

朝食のエネルギーで、一日を活動的にすごすことで肥満の予防となり、しかも、心の栄養にもなるというのは重要なことです。

3 昼食――食べ方しだいで、高血糖、高血圧を予防

昼食抜きは、夜の血糖値を上げる

仕事などの都合で昼食をとることができない、とったとしても軽い昼食ですませているという人をよく見かけます。この習慣は要注意です。

私たちの研究では、夕食から朝食まで10時間空けてとった朝食による血糖値の変化と、昼食抜きで朝食から夕食まで10時間空けてとった夕食による血糖値の変化を比較すると、明らかに昼食抜きのほうが高血糖だったのです。

昼食を抜いたあとで起こる夕食後の高血糖は、血糖値スパイクが起こりやすくなります。

くり返しますが、血糖値スパイクとは、急上昇した血糖値を下げるため、インスリンが大量に分泌され、その作用で血糖値が急降下する状態をいいます。インスリンを出す膵臓に負担をかけ、やがてインスリンが出にくくなることなどで糖尿病につながっていきます。

また、午後3時を過ぎるような遅い昼食は、夕食も遅い時間になりがちです。夜遅い時間の食事は、睡眠をもたらすメラトニンの影響でインスリンの分泌が減り、十分に血糖値を下げることができません。血液中に増えた血糖は、脂肪としてたくわえられ、肥満のもとになるのです。

朝より塩味に鈍感になるから味つけに注意

体内時計のリズムを研究すると、味覚も体内時計にコントロールされていることがわかってきました。

塩辛い味に対する感じ方は、朝がいちばん敏感で、昼から夜にかけて鈍くなっていきます。朝食では薄味でも満足できるのに、昼食や夕食ではしっかり塩味が強いもの、たとえば、焼きそばや豚肉のしょうが焼き、こってりソースのとんかつなどを食べたくなってしまうのも、味の濃いものを求めてしまうためでしょう。

こうした塩分のとりすぎは、高血圧の原因になります。健康食として世界的に注目されている和食の唯一といってもいい欠点は、塩分のとりすぎです。高血圧は日本人の3人に1人約4300万人が患っているといわれています。特に外食することが多い昼食は、塩分のとりすぎになりやすいので注意しましょう。

昼食の野菜不足が、高血圧と関連

減塩には、食塩を減らすと同時に、野菜をとることが効果的です。野菜に含まれるカリウムが、体内にたまったナトリウム（塩）を体外に排出させるため、積極的に野菜をとることが高血圧の予防や改善になります。

海外の疫学調査では、ナトリウムの摂取量を減らし、カリウムの摂取量を増やすことで血圧が下がり、心血管障害や脳卒中になりにくくなり、総死亡率が低下することが明らかになっています。

特に重要なのが、ナトリウムとカリウムの比率（ナトリウム／カリウム）です。尿中でも、食事内容でも、ナトリウムとカリウムの摂取量の差が小さければ小さいほどよいと考えられています。

反対に、ナトリウムに比べてカリウムがかなり少ないと、心血管障害や脳卒中のリスクが高く、総死亡率も高くなることが知られています。

昼食は、外食する人も多く、そばやうどん、ラーメンなど単品を選びがちで、野菜不足が目立ちます。野菜が足りない食事は、どうしてもナトリウムが多く、カリウムが少なくなりがちです。

よく言われていることですが、外食でメニューを選ぶなら、単品ものよりも、野菜の小鉢のついた定食を、ラーメンならば野菜の多いタンメンを、というように野菜不足を解消する工夫がとても大事なのです。

食事管理アプリ「あすけん」の研究でも、朝食や夕食ではなく、昼食のカリウムの不足が高血圧と関連していました。

カリウムを含む食べ物は、野菜なら里芋などの芋類、かぼちゃ、水菜、にら、なす、白菜、セロリ、キャベツ、切り干し大根。海藻なら干したもののほうがいいでしょう。果物ではバナナ、メロンなどに多く含まれます。

カリウムは水溶性のため、ゆでると溶け出す性質があります。煮込んで汁ごと食べられるスープやみそ汁として食べるのもいいでしょう。最近は、ナトリウムの一部をカリウムに置き換え、ナトリウム/カリウム比を考えた食塩が市販されているので、これらを使うのも方法です。

ただし、腎臓の機能が低下している人がカリウムをとりすぎると、高カリウム血症になるおそれがあるので、かかりつけの医師に相談してください。

なお、ナトリウムやカリウムは腎臓の糸球体《しきゅうたい》でろ過されて尿の中に溶け込みますが、尿細管で再び吸収されて、体に必要なものとして再利用されます。

時間栄養学的には、ナトリウムやカリウムの再利用は、朝のほうがされやすく、夜は尿として排泄されやすいことがわかっています。そうすると、塩分の多くなりがちなみそ汁は、血圧が高めの人では、朝飲むよりも、夜飲んだほうがよいと言えます。どちらにしても、野菜をたっぷり入れたみそ汁にすれば、カリウムがとれるので減塩効果が期待できます。

4　夕食——「ため込まない」「遅らせない」食べ方

夕食が遅くなるときは、夕方に分食を

夕食の時間が遅くなるほど、空腹時間が長くなるため高血糖になりやすくなります。仕事

の都合などで、夕食が遅くなる場合は、早めの夕方くらいの時間に軽い食事をとっておくと、高血糖を防ぐことができます。

もともとの夕食の量は変えずに、主食（糖質など）を早めの時間に食べ、帰宅してから主菜や副菜の肉や魚、野菜などを食べるというのがポイントです。

また、夕方にお茶を飲むのもよい習慣です。お茶に含まれている苦み成分のカテキンは、血糖値の上昇を抑える作用があり、夕方にこの作用が最も高くなります。ただこのとき、カフェインが低めのお茶を選ぶとよいでしょう。

遅い時間に糖質をとると、体内時計が遅れて夜型化しやすいので、それを避ける意味でも、この食べ方はおすすめです。

マウスの実験でも、夕方のえさの時間を午後5時から夜10～11時に変えると、末梢時計は後退して夜型になりましたが、夜11時のえさを分食し、午後5時に半分、夜11時に残りの半分を与えると、末梢時計の遅れは改善され、夜型になるのを防ぐことができました。

学校のあと、塾に通い帰宅が遅くなる子どもや、仕事の都合で夕食が遅くなる人は、ぜひ、この分食をおすすめします。

就寝2～3時間前までに食べ終える

夕食は軽めに、なおかつ就寝の2～3時間前までには終わらせるようにしたいものです。

夜はインスリンの効きが悪くなるため、夕食後は高血糖になりやすいという特徴があるからです。それを防ぐには、前述したように昼食をきちんととること。食べすぎて摂取したエネルギーが消費されずに寝てしまうと、体は脂肪をため込もうとします。

夕食は、朝食に比べて代謝が上がらないので、できるだけ糖質や脂肪の多いものは避けるようにしましょう。糖質や脂肪の多いものをとると脂質異常症のリスクが高まります。

高血圧は塩分のとりすぎでも起こりますが、脂質異常も血液がドロドロになり流れにくくなったり、動脈硬化が進むので、これも高血圧の原因になります。糖質制限や低糖質ダイエットをするなら、朝食ではなく、夕食に行うのが体内時計的にも適しています。

天ぷらやから揚げなどの揚げ物は避け、余分な脂を落とす焼き料理や、炒め油が不要な蒸し料理が向いています。同じ豚肉でも、とんかつではなく、冷しゃぶサラダに、鶏のから揚げではなく、蒸し鶏にするなど、カロリーを下げる工夫が必要です。

夕食時、お酒を飲む人も多いでしょう。ビールやワイン、ウイスキーや焼酎、ブランデーなどのアルコールは脂肪ほどではありませんが、糖質よりカロリーが高いことを知っておく必要があります。

慢性的な飲酒は、肝臓障害などの病気を起こすだけでなく、体温や活動などの体内リズムを乱し、肝臓などの末梢時計を乱すため、主時計と末梢時計とのあいだに時差ボケを起こさせます。また、お酒の飲みすぎは、睡眠を促すメラトニンの分泌も阻害します。寝酒のつもりでついつい飲みすぎてしまうと、かえって逆効果となることも知っておきましょう。

カルシウムは夜にとると吸収されやすい

カルシウムは骨を丈夫にするだけでなく、体の機能維持や調整に欠かせないミネラルです。特に、中高年では骨粗しょう症の予防になりますが、すべての年代においてつねに日本人はカルシウム不足になりがちなので、意識してとることが大切です。

時間栄養学の研究では、夜のほうが朝よりカルシウムの吸収率がよいことがわかっています。

カルシウムは食品によって腸からの吸収率が異なります。牛乳、チーズ、ヨーグルトなどは50％程度ですが、小魚、海藻類、大豆製品の吸収率は20％程度と低くなっています。小魚や海藻類から効率的にカルシウムをとるには、酢に含まれていることが多いクエン酸やリンゴ酸などと合わせると吸収率が高まります。たとえば、いわしの南蛮漬け、海藻の酢の物などがよいでしょう。

また、カルシウムの吸収にはビタミンDが欠かせません。干ししいたけに多く、それ以外にも、乾燥きくらげ、まいたけ、しらす干し、鮭、さんま、うなぎ、卵黄、豚レバーなどさまざまな食品に含まれています。ビタミンDが強化された牛乳や卵が市販されていますので、上手に使うとよいでしょう。

5　間食も上手にとれば、メタボ予防になる

不足しがちな栄養を間食で補う

食欲や時間がなくて十分に朝食がとれなかった人は、朝食でとりきれなかった栄養を午前中の間食でとるとよいでしょう。具体的には、朝食時に不足しがちで、体内時計リセットの働きのあるタンパク質が豊富な間食がおすすめです。

午後の間食は、昼食から夕食までの時間が6時間以内であればとる必要はありません。

表3　おやつに向いている食品

［間食で足りない栄養をとったり、食事と食事のあいだが空きすぎてしまったときにも役立つ。］

タンパク質の豊富なおやつ

ヨーグルト、チーズ、ゆで卵、サラダチキン、ツナや卵のサンドイッチ、豆菓子、おからクッキーなど

不足しがちなミネラルを補うおやつ

アーモンド、カシューナッツなどのナッツ類、干しぶどう、乾燥バナナなどのドライフルーツなど

食物繊維とビタミンが豊富な果物

りんご、いちご、キウイフルーツ、柿、パイナップル、柑橘類など

けれど、食が細く1食当たりの量が少ない人は、間食で補うとよいかもしれません。不足しがちなミネラルやビタミン、食物繊維が豊富なものを選ぶようにしましょう（表3）。せんべいやどら焼き、ポテトチップスなどは糖質の割合が高いので、食べすぎには注意します。

食欲が暴走する夜食にこそ食べたいもの

厚生労働省の統計によると、夜9時以降に食事をする人は、40代の男性の場合、約3人に1人、女性では約5人に1人の割合を占めています。

そのなかには、夕食を食べたあとでも食欲がとまらない「夜食症候群」といわれる人も

います。これは摂食障害のひとつで、遅い時間に高カロリーのものを頻繁に食べてしまい、肥満状態や生活習慣病のリスクを抱えています。通常、レプチンというホルモンが食欲にブレーキをかけますが、この病気ではブレーキが利かなくなっています。

夜食はとらないのがいちばんですが、「どうしても食欲が抑えられないときにはどうしたらいいですか?」と10代の受験生に質問されました。

第2章で述べたように、夜は食欲が暴走する魔の時間帯です。意志の強さだけでは太刀打ちできない相手です。そんなときには、食物繊維たっぷりのわかめやきのこのスープなどでお腹を満たすのも方法です。ゆで卵、ヨーグルト、魚肉ソーセージ、豆腐、枝豆など、糖質や脂肪は少なめで、タンパク質と食物繊維は多めのものを選ぶようにしましょう。果物は一見、健康によさそうですが、糖質が多いので夜食には向いていません。

また、食物繊維が豊富で糖質の量を半分程度に抑えるなど、スマートスナックと呼ばれる健康的なおやつも市販されています。私たちの研究では、夜食に普通のクッキーを食べた場合、睡眠時間が短くなるのに対して、夜食に糖質の約50%を食物繊維に置き換えたクッキーでは、睡眠に悪影響を及ぼしませんでした。また、食物繊維が多いクッキーには、次の日の朝食時の高血糖が抑えられるセカンドミール効果も見いだせました。

間食はすべてダメと決めつけるのではなく、上手にとりたいものです。

「別腹」の正体とは何か

ケーキやアイスクリーム、まんじゅうなどを目にすると、満腹のはずなのに、なぜか食べたくなってしまうことがあります。いわゆる「別腹」と言っているものです。

これは、「食欲」を満たすための食事ではなく、「快楽のための食事欲」といわれる行動です。この欲求にも体内時計が関係しており、朝の活動期よりも、夜の非活動期に起こりやすいのです。

特に、甘いもの、脂肪の多いものを食べたくなるのは、喜びをもたらし、嗜好や依存にかかわるドーパミンというホルモンのしわざです。このドーパミンは夜、出やすくなるのです。そう、第2章で述べた、夜食のカップラーメンをやみつきにさせるホルモンです。

食後にデザートを食べたくなったら、乳脂肪分高めのアイスクリームよりは低カロリーや低糖質のアイスクリームがよいでしょう。豆乳や低カロリーの甘味料を使った商品もたくさん出ています。私は前述の、持続血糖モニターを装着していたとき、夕食後に大福もちを食べたことがありますが、夕食で上がった血糖値がさらに高くなりました。やはり、夜遅い時間のデザートには注意する必要があります。

6　食べる時間を意識すると、もっと効果的に栄養がとれる

朝のトマトは、抗酸化力を高める

機能性表示食品では、食品をとる時間によって、体内時計の変調を改善する作用を述べてはいけない、と消費者庁で決められています。理由は、薬と異なり、食品はいつ食べてもよいからだそうです。

確かにいつ食べてもよいのですが、まったく同じ食品でも、朝食で食べた場合と夕食で食べた場合では、たとえば、血糖値の上昇が異なることは、前にお話ししたとおりです。同じ食品でも食べる時間が異なれば、作用や機能が異なることを知っておいたほうがよいでしょう。

トマトの赤い色のもとであるリコピンは、抗酸化作用が強いことで知られています。強力な抗酸化作用で、体内で発生した活性酸素や慢性炎症などに対して作用し、老化やさまざまな病気を予防する効果が期待できます。

夕方と比べて、朝、リコピンをとると、夕食から朝食までの絶食中に胆のうに胆汁がたまって、それがリコピンの吸収をよくするので、血中のリコピンの濃度が高くなります。活動的になる日中は呼吸も盛んになり、紫外線も多く浴びることから、体内に酸化物質も増えやすくなります。朝、リコピンの血中濃度が高くなるのは、それに対応するためのよい食べ方になります。

なお、現在、ＧＡＢＡ《ギャバ》が豊富なトマトが開発されています。ＧＡＢＡはリラックス効果があり、睡眠によい作用をもたらすことを期待する場合は、夕食や夜にとるのもいいでしょう。

朝の食物繊維は、血糖値と便秘に効果大

食物繊維は、体内時計のリセット効果がありますが、それ以外にも朝とるとうれしい効果があります。

イヌリンは、菊芋やごぼうなどに多く含まれている代表的な水溶性食物繊維です。この食物繊維を朝食にとった場合と、夕食にとった場合で、どんな違いがあるか、高齢者に被験者になってもらい調べました。

高齢者を2つのグループに分け、最初の1週間は通常どおりすごしてもらい、次の1週間は、1つのグループには朝食に菊芋パウダー5gを摂取してもらい、もう1つのグループには夕食に摂取してもらいました。連続的に血糖値を測ってみると、最初の1週間と比較して朝摂取したグループは、明らかな血糖値抑制作用がみられました。また、夕食より朝食にとったほうが便秘改善効果も高かったのです。

腸内細菌との関係も調べると、朝摂取したグループのほうが血糖値の低い人に共通する腸内細菌が多いという傾向がみられました。

また、イヌリンだけを抽出したサプリメントをとるよりも、菊芋やごぼうからとったほうが腸内細菌に対して効果的でした。おそらく、血糖値を下げ腸内細菌の健康を保つには、イヌリンの働きだけでなく、菊芋やごぼうに含まれるポリフェノールや不溶性食物繊維などが相乗的に作用していると考えられます。

菊芋は、最近注目されているキク科の多年草です。生の菊芋は薄く切って水にさらしてあくを抜いたあと、サラダや和え物として食べられますし、きんぴらや炒め物などの加熱料理にも向いています。

乾燥させて粉末にした菊芋パウダーも市販されており、料理に加えて使うことができます。管理栄養士の方たちと菊芋パウダー入りの調理法を考え、イヌリン含有量を調べました。豚汁やきのこの炊き込みご飯、ごぼうサラダなどは菊芋パウダー入りの料理のなかでイヌリン含有量が多くなり、朝食におすすめです。

納豆は朝と夜で効果が異なる

朝によく食べるイメージのある発酵食品の納豆は大豆からできており、良質なタンパク質を豊富に含んでいます。朝とることで得られる効果は、体内時計のリセット効果だけではありません。朝、タンパク質をとることで、筋肉をつくることを助け、加齢にともなって筋肉が減少するサルコペニアの予防に役立ちます。

また大豆に含まれる難消化性タンパク質は、腸内細菌のえさになり、お腹の調子を整え、便通にもよい効果が期待できます。朝に納豆を食べることは、メリットが大きいのです。

一方、夕方に納豆を食べると、夜、ビタミンKが骨を合成するのを助けます。また、納豆に含まれるナットウキナーゼは血液をサラサラにして血栓を予防する作用があります。血栓は、早朝にできやすいことが知られており、朝にナットウキナーゼの効果を出すためには、夜のうちに納豆を食べておくとよいでしょう。

ナットウキナーゼは酵素なので熱に弱く、夜食べるならば、納豆ご飯より、納豆サラダといった冷製の調理法がおすすめです。また、納豆に含まれるイソフラボンは女性ホルモンに似た作用をもちますが、夕方にとることで血栓のリスクを軽減するとともに骨粗しょう症予防が期待できます。

7　すっきり目覚め、ぐっすり眠るための食べ方

よい睡眠は、朝の牛乳＋日中の光で作る

眠れないときには、ホットミルクを飲むといいと耳にすることがあります。牛乳に含まれるトリプトファンが睡眠を促すメラトニンの材料になるというのが理由のようですが、短時間で作られるか疑問があります。

よい睡眠のためなら、朝食に牛乳などトリプトファンを多く含む食品をとって、明るい光を浴びて日中をすごしましょう。光を浴びることで、メラトニンの原料となるセロトニンが増えます。セロトニンは夜間、メラトニンになり、自然に眠りに誘ってくれます。

トリプトファンを多く含む食品には、牛乳やチーズ、ヨーグルトなどの乳製品、豆腐や納

豆などの大豆製品、バナナや卵などがあります。

朝型にリセットできるシークヮーサーの成分

体内時計に作用することがよく知られた成分として、シークヮーサーやポンカン、カボスなどの柑橘系植物の皮に豊富に含まれるノビレチンがあります。特にシークヮーサーに多く含まれているノビレチンは、Ｂｍａｌ１という時計遺伝子のリズムを調節する働きがあります。ノビレチンは皮に多く含まれているので、シークヮーサーなどは皮ごとしぼった果汁や、皮の部分をすりおろしたりしてとるとよいでしょう。

脂肪たっぷりの食事をして時計遺伝子のリズムが弱くなっている状態のマウスでも、ノビレチンを与えると、リズムが回復し、同時に太りにくくなりました。

カフェインは、夜は夜型化を進め、朝は肥満を防ぐ

コーヒーや紅茶などに含まれるカフェインは、朝とることで抗肥満効果が強く現れます。

しかし、マウスでもヒトでも非活動期（マウスは昼間、ヒトは夜間）にとると、体内時計が遅れて夜型化するおそれがあります。

ヒトの実験では、夜間に光を浴びると体内時計が遅れますが、光を浴びながらカフェインをとると、さらに体内時計が遅れることがわかっています。夜、スマートフォンやパソコンを操作しながら、コーヒーや紅茶、カフェイン入りのドリンクなどを飲む習慣がある人は要注意です。

不安を和らげ、ストレスを緩和するGABA

GABAはアミノ酸の一種で、リラックス効果で眠りに導いたり、ストレスを緩和したり、睡眠の質を整えたりする働きが知られています。興奮状態をつくる脳内伝達物質のドーパミンやアドレナリンが車のアクセルだとすれば、GABAはブレーキにたとえられます。

不安症などの治療で用いられることがあるベンゾジアゼピン系の薬は、脳内のGABA受容体の作用を強めることで、不安を和らげたり、睡眠を促進する効果があります。このベンゾジアゼピン系の薬はハムスターの実験で体内時計をリセットする作用が確認されており、GABAが体のリズムを整える可能性も考えられています。

GABAは、トマトやパプリカなどの野菜、バナナやメロンなどの果物、ヨーグルトなどの乳酸発酵食品に含まれています。食品やサプリメントからGABAをとった場合、脳内に作用するというよりも、交感神経の緊張が和らぎ、体のなかの臓器でストレスを和らげる作用が起こった結果、二次的に眠りに入っていきやすいでしょう。

日本茶のテアニンが副交感神経を活性化

緑茶に多く含まれるうまみ成分のテアニンは、大脳皮質の受容体に結合し、シグナル伝達に影響しています。その受容体は主時計の視交叉上核への光伝達にも重要であるため、テアニンが体内時計に作用する可能性が指摘されています。

またこのテアニンは、脳内で幸福感をもたらすホルモン、ドーパミンをたくさん放出させることがわかっています。ですから、ついお茶で一息入れたくなるのはドーパミンのせいかもしれません。

加えて動物実験では、抗ストレス作用や抗うつ作用などが報告されていて、脳内のＧＡＢＡの量を増加させて眠りやすくする可能性があるといわれています。ヒトを対象にした実験では、テアニンをとると副交感神経が活性化し、リラックスしたときに出る脳波・アルファ波が放出しやすくなり、これがストレスへの抵抗力になるようです。

しじみのオルニチンは肝臓の時計遺伝子を動かす

疲労回復や二日酔いを改善するといわれるオルニチンというアミノ酸が、しじみには豊富に含まれています。そこでしじみ成分を濃縮したものや、合成して作られたものも一般に売られています。このオルニチンが、体内時計にも影響することがわかりました。

マウスの実験で、オルニチンを投与すると、血中のＧＬＰ－１（膵臓のインスリン分泌を促進する働きのあるホルモン）が上昇し、インスリン濃度も上昇します。そのため、肝臓の時計遺伝子が動くのです。

オルニチンを就寝前に飲むと、睡眠を促すメラトニン分泌リズムの立ち上がりが遅れることがわかりました。このことから、オルニチンが体内時計を後退させている可能性が考えられます。高齢者で体内時計が前進しすぎることがありますが、極端な朝型を解消するのに役立つかもしれません。

コラム 食事管理アプリがパーソナル栄養士に？

ラーメンを食べるとすれば、どの時間帯が適切かを教えてくれたり、ある日、会議が長引き、ラーメン店に行けるのが夜9時過ぎになってしまった場合、遅い時間帯に望ましくないラーメンと餃子はキャンセルし、野菜炒め定食にするよう通知してくれる――。

そんなパーソナル栄養士のような機能が、近い将来、スマートフォンの食事管理アプリで展開されるかもしれません。

現在、さまざまな食事管理アプリが登場しています。基本的な機能は食事の記録と、体重や体脂肪などの体の数値の記録です。

加えて、カメラで撮影した食事の写真から解析した情報や、あらかじめ登録されている料理を選択することで、食事の量や栄養バランス、カロリーなどが栄養士やAIなどにより計算され、メタボ予防やダイエットなどの設定目標に合わせて、アドバイスをしてくれます。

食事管理アプリの利点は、記録を続けることで、利用者個人の習慣的な食事パターンがわかる点です。ヒトの食事は複雑なので、一日の食事を詳しく調査しただけでは食事パターンはわかりませんが、1ヵ月記録すると、たとえば朝食の食物繊維が足りない、昼食の飽和脂肪酸が多いといった傾向がわかってきます。

健康のために、何をどれだけ食べたらいいのかという指針は、厚生労働省の「日本人の食事摂取基準」（5年ごとに改訂）に示されていますが、食事管理アプリならばもっと個人に合ったアドバイスを、一日のなかの食事ごとに受けることも可能になるでしょう。

時間栄養学の研究においても、食事管理アプリ利用者の食習慣データを解析することは、どんな食べ方が体内時計や健康に影響を与えるかという研究に役立ちます。さらに、そのデータを人間ドックのデータとひもづけることで、よりきめ細かく個人の食事パターンの問題点を探り、AIが予測する適切なアドバイスができるようになるでしょう。

一人ひとりがスマートフォンという個人的なツールで食事管理アプリを介し、時間栄養学を活用できるようになれば、健康寿命を延ばすことにもつながると期待しています。

第4章

自分のクロノタイプを知って、社会的時差ボケを防ぐ

1　クロノタイプとは何か

「朝型」と「夜型」、どっちが生きやすい？

早起きで朝から活動的な朝型人間と、宵っ張りで夜になるとエンジン全開の夜型人間。体内時計のことは知らなくても、そうしたタイプがいることはみんな感覚的にわかっていました。おそらく、自分のタイプについてもそうでしょう。

子どものころからずっと朝型だと思ってきた40代のCさん（男性）は、出版社に勤務するようになってから、夜遅くまで仕事をすることが多く、自然と夜型になりました。しかし、「夜型は太りやすい」と知り、朝型へと生活習慣を改めることにしたのです。

そこで規則正しく朝起きられるようになったのはいいものの、夜の比較的早い時間に眠くなり、以前のように、ここぞというときに夜更かしができなくなりました。

「健康のことを考えれば、朝型がいいのかもしれないけど、今の仕事に合っていて、暮らしやすいのは夜型。どちらが自分に合っているのか？」と悩んでいます。

そもそも夜型では何がいけないのか。夜型でも健康でいられる方法があるのではないかとも思っています。

「朝型」「夜型」「中間型」になぜ分かれたか

ヒトは通常、昼間に活動して、夜間は休息し睡眠をとる「昼行性」です。この性質はどんなにがんばっても変えることはできません。

けれど、昼行性のなかにも、人によって朝から元気に活動できるタイプと、スロースターターで夜になってエンジン全開というタイプがいます。一般に「朝型」「夜型」などといわれますが、専門的には「クロノタイプ」と呼んでいます。

朝型と夜型の大きな違いは、体温が上昇するタイミングや、睡眠を促すメラトニンというホルモンが分泌されるタイミングが異なることです。

体温が早い時間帯に上昇する朝型は、朝起きてからすぐに力を発揮できますが、夜型は昼ごろから体温が上がるので、朝イチの作業は苦手な傾向があります。夜型が深夜を過ぎても絶好調なのは、睡眠を促すメラトニンが分泌される時間帯が朝型よりも遅いため、なかなか眠くならないためです。

「中間型」は、朝型と夜型のちょうどあいだのところに位置します。この3つのタイプの人口分布は、ほぼ同じくらいの割合に分けられます。

運動能力でもわかる活動できる時間帯

朝型か、夜型か、中間型かの違いは、筋力や持久力が必要な自転車こぎのパフォーマンスにも現れます（左ページ、図4）。一般的に、人の運動能力は体温の変化と同じように、午前中に低く、午後の遅めの時間にピークを迎えます。

朝型は図4Ⓑを見ると、予想どおり午前中からパフォーマンスが高く、ピークも午後早めに迎えます。一日を通してほぼ同じように力を発揮できるという特徴がわかりました。

中間型Ⓒは、朝型よりピークの時間がやや遅くなりますが、こちらもほぼ一日を通して安定的にパフォーマンスを発揮できます。

夜型Ⓓは、朝型、中間型と比べて午前中のパフォーマンスが極端に低いのですが、時間とともに高まり、夜になると非常に高いパフォーマンスを発揮するという特徴があります。

たとえば野球のナイトゲームに、夜型の人を起用すれば、その試合は勝てるかもしれません。あるいは、仕事で午前中に大事なプレゼンテーションがある場合、朝型の人なら、集中力を高めていい発表ができる可能性が高いでしょう。

図4　朝型、中間型、夜型の運動パフォーマンスの違い

［自転車こぎのパフォーマンスを7時から22時までのあいだに行った結果は、朝型、中間型、夜型の順に最大値になる時刻が遅くなっていく。(A)のすべての人では、16時ごろがもっとも高くなった。］

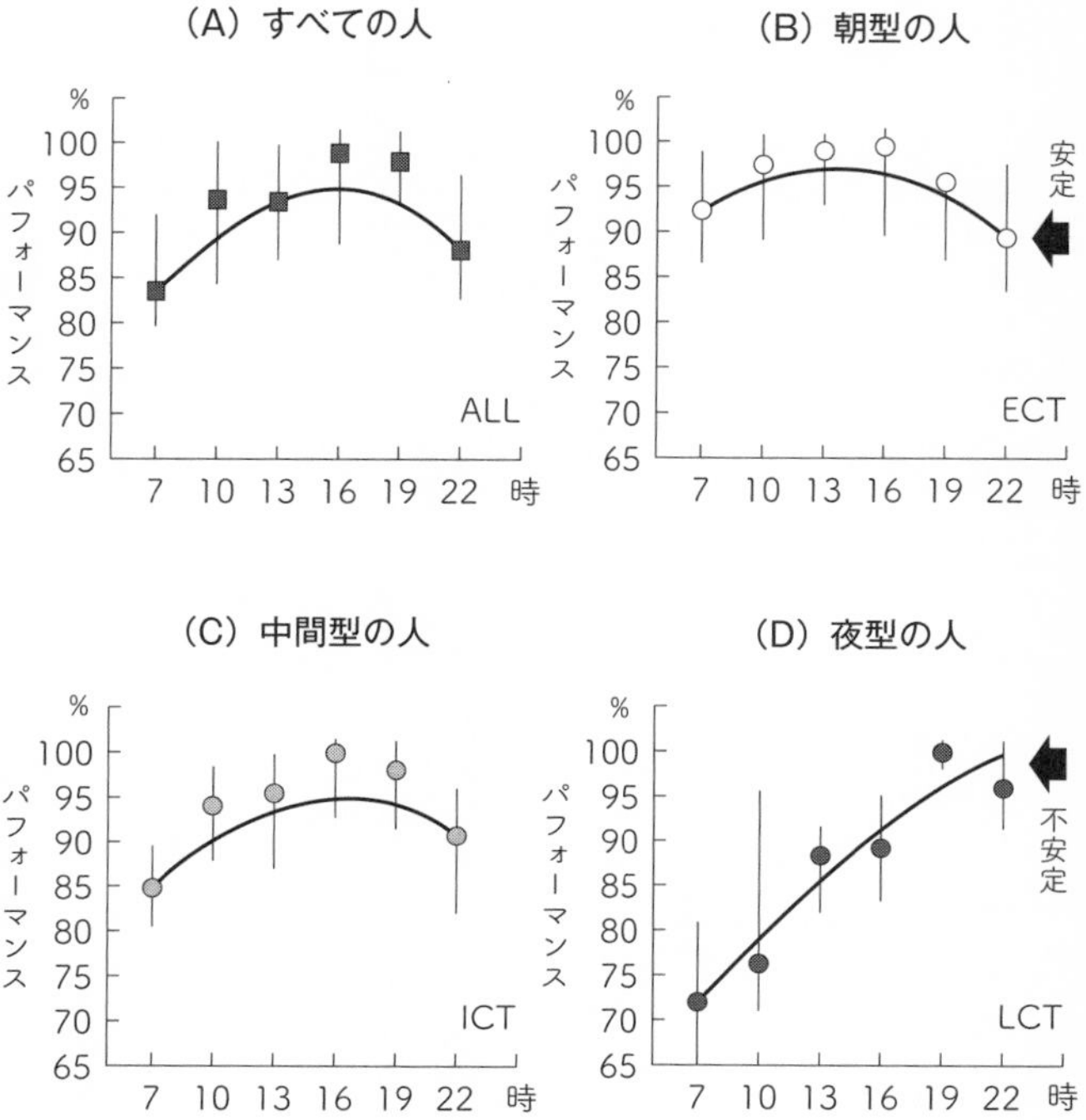

Facer-Childs E and Brandstaetter R（*Current Biology,2015*）

クロノタイプの違いは、どのタイプが優れていて、どのタイプがダメというわけではなく、それぞれの体内時計の個性のようなものと考えることができます。本来なら、こうした個性を考えて、それぞれの能力を発揮しやすい時間に、学校や仕事があるといいのですが、実際はそうなっていません。

学び方や働き方の選択肢が広がってきたとはいえ、やはり全体からみれば、私たちの社会は午前8時や9時から始まる朝型社会と言えます。これまでの研究で、夜型の子どもは朝型に比べて「学業不振」の傾向が指摘されてきたのは、能力に差があるのではなく、朝の時間帯に試験が行われることが多く、十分な能力を発揮できないためと考えられます。

クロノタイプは遺伝子の違いか、習慣か

最近、クロノタイプには遺伝子がかかわっていることがわかってきました。睡眠の時間帯が日に日に前へずれていく睡眠相前進症候群のような朝型の家系を調べると、時計遺伝子のPer2遺伝子の一部に変異が見られ、一方、睡眠の時間帯が後ろへずれていく睡眠相後退症候群のような夜型の家系では、Per3遺伝子やClock遺伝子の一部が変異していました。

これらの時計遺伝子の変異だけでなく、ほかのいくつかの遺伝子の変異の組み合わせが関係していると考えられています。そのため、一定数の家系に朝型や夜型の人たちが現れます。しかし、多くの人は職業や勤務形態などの社会的要因や、個人の生活習慣などが影響して、朝型や夜型、中間型になっていると考えられます。

巻頭の表1「**2** あなたの体内時計は朝型、中間型、夜型?」(10ページ)の質問⑩⑪では、寝る時刻と起きる時刻の中間時刻から、「朝型」か「夜型」か「中間型」かがわかります。これは、ミュンヘンクロノタイプという質問紙を使ったクロノタイプを調べる方法です。

今、夜型と判定された人でも、環境や生活習慣を変えれば、中間型にできますし、中間型の人は朝型に変えることもできるでしょう。反対に、朝型の人が夜型になるような習慣を続ければ、中間型や夜型の傾向が強くなることも十分考えられます。

重要なのは、社会のリズムと体内時計のリズムを合わせていくために、どのように調整していくかということです。133ページの表4は朝型、中間型、夜型の具体的な特徴です。生活と照らし合わせてみましょう。

2　社会の動きと合わない「社会的時差ボケ」

あなたの「社会的時差」を調べよう

クロノタイプじたいは個性のようなものなので、良し悪しがあるわけではありません。けれど、自分の活動する時間や寝る時間が、社会の動きと合わない場合は注意が必要です。社会はとうに動き出している時間なのに、夜遅く寝て十分に睡眠をとれず、自分の体内時計はまだ夜明け前の状態だと、仕事に集中できないばかりか、健康を害することもあります。このような社会の時間と、自分の時間のあいだに時差が生じてしまうことを、「社会的時差ボケ」と呼んでいます。

社会的時差ボケは、夜更かし朝寝坊の生活を続けることで生じる場合もありますし、日勤と夜勤の交代制勤務でその時間に自分の体内時計を合わせることができない「シフトワーカー特有の時差ボケ」もあります。また、第2章で述べたように、朝食をとらないことで体内時計の主時計と末梢時計のあいだに時差が生じてしまう「朝食欠食型時差ボケ」もあります。

表４　朝型、中間型、夜型の特徴

朝型	・朝から午前中に力を発揮しやすく、一日を通してパフォーマンスは安定的 ・朝食をとることが多い ・生活習慣病になりにくい ・日中、活動的 ・生活が規則正しい反面、夜間の急な仕事などには対応しにくい ・夜勤や、交代制勤務への対応は苦手
中間型	・午後に力を発揮しやすく、一日を通してパフォーマンスは安定的 ・朝型と夜型の中間的な特徴があり、習慣によって朝型にも夜型にもなる
夜型	・夕方から夜にかけて力を発揮するが、午前中はパフォーマンスが低い ・朝食をとらないことが多い ・夜遅く食事をとることが多い ・生活習慣病になりやすい ・短時間睡眠になりやすい ・夜間の急な仕事などに対応しやすい ・夜勤や、交代制勤務にも柔軟に対応できる

これらの時差ボケの健康への悪影響については後に述べていきますが、まずは、あなたの社会的時差ボケの有無を調べてみましょう。

巻頭の表1「**2** あなたの体内時計は朝型、中間型、夜型？」（10ページ）の質問⑫で、休日と平日の就寝時刻と起床時刻の中間時刻の差を計算してもらいました。

平日は、学校や仕事のある時間に合わせて生活したときの生活リズムなのに対して、休日はそれらの制約がないので、本来のあなたのクロノタイプを反映していると考えられます。

たとえば、休日、午前2時に就寝し、午前10時に起床する場合は、中間時刻は午前6時。平日、午前0時に就寝し、午前6時に起床する場合は、中間時刻は午前3時になります。この休日と平日の差が、社会的時差となります（左ページ、図5）。

一般的に、社会的時差が1時間以上になると、寝ているはずなのに疲れがとれない、すっきり目覚めないなどの悩みを抱き始めます。3時間以上になると、本来起きているはずの昼間に強い眠気に襲われたり、不注意になりミスや事故を起こしたりするなどの症状が現れてきます。時差が大きくなればなるほど、ストレスも大きくなり、喫煙者の割合が高くなり、うつ病の発症が多くなることも報告されています。

図5では、「睡眠負債」がどれくらいあるかもわかります。図では平日と休日の睡眠時間

図5　朝型・中間型・夜型の社会的時差と睡眠負債の関係や人口分布

平日と休日の就寝・起床の中間時刻から「社会的時差」と「睡眠負債」がわかる。休日の中間時刻を人口分布の棒グラフ（下段）に照らし合わせると朝型、中間型、夜型かが判明。

社会的時差と睡眠負債の計算方法

	就寝	起床	中間時刻	睡眠時間
			社会的時差	睡眠負債
平日	0時	6時	3時	6時間
			3時間	2時間
休日（フリー）	2時	10時	**6時**	8時間

休日（フリー）の中間時刻

朝型・中間型・夜型の範囲と人口分布

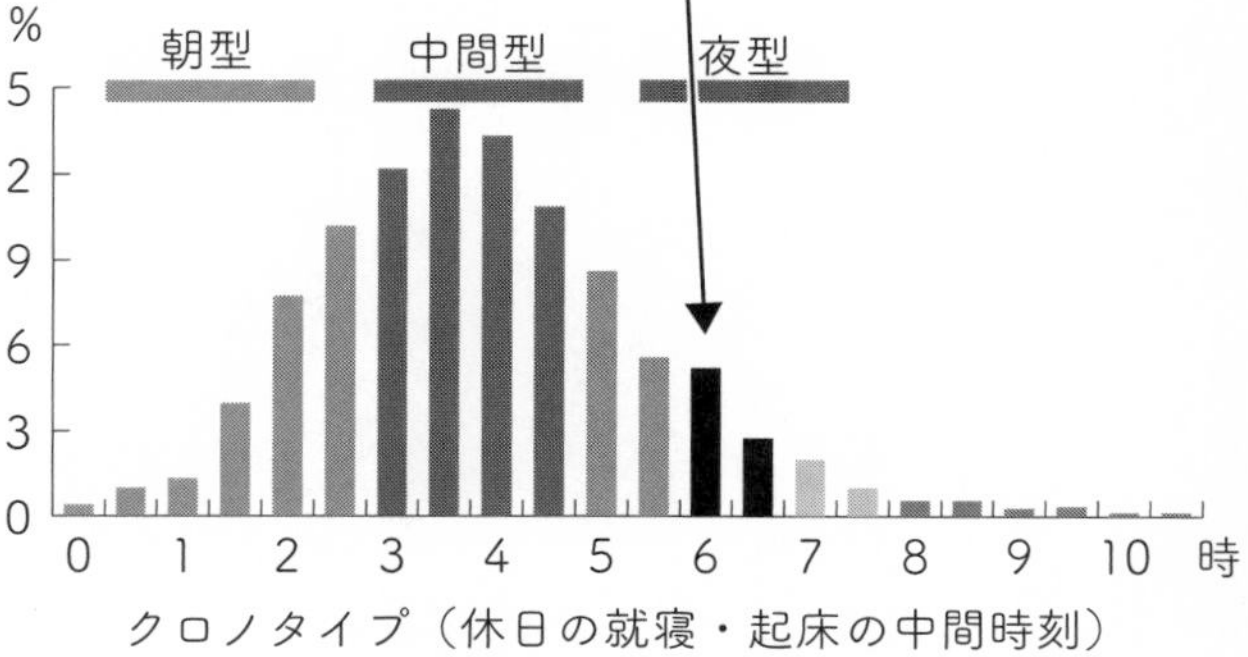

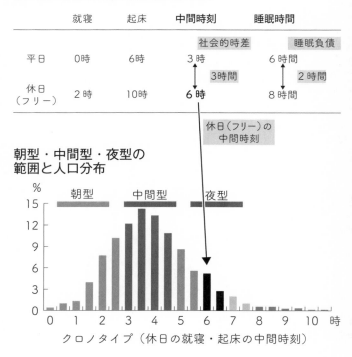

の差が2時間となっています。つまり平日はずっと睡眠が足りてないわけです。この解消法は161ページを参考にしてください。

夜の光、夜の食事が、社会的時差ボケを進めやすい

私たちの社会は、学校や会社、公的機関がそうであるように、一般的に朝からスタートすることの多い朝型社会です。その一方で、個人では夜に活動できる場や、楽しみを広げる夜型社会でも生きています。

たとえば、夜の時間、夕食は栄養をとるための食事という意味よりも、社交や家族との団らん、心を満たすための食事という意味合いが強くなります。

もう一方で、情報収集や教育、ゲームなどの娯楽、人とのコミュニケーション手段として欠かすことができないスマートフォンやパソコン、タブレット、テレビなどが生活の一部となり、夜もずっと使い続ける人が年々増え、睡眠を妨げる原因となっています。

特にスマホやパソコン、タブレットのスクリーンは、ブルーライトという青白く強い光を発するため、長時間使用することによる刺激は体内時計を遅らせることが知られています。大画面テレビからの強い光や明るすぎる部屋の照明なども、気づかないうちに体内時計を遅

らせているのです。

こうした夜の環境で私たちは夜型社会を楽しみ、同時に朝型社会にも適応しようと生きているため、そのあいだで矛盾を抱え込んでしまっているのが、現代の「社会的時差ボケ社会」と言えるでしょう。

社会的時差ボケは、特にクロノタイプの夜型の人に起こりやすい傾向がありますが、前述のような現代の生活をしている以上、中間型や朝型の人も無縁ではありません。

こうした夜の習慣は、次のようなステップで夜型化を進めていきます。

①夜、スマートフォンやパソコンなどの強い光を浴びることが、主時計を遅らせる
②夜食をとってしまうことで、末梢時計を遅らせる
③眠る時間が遅くなり、翌朝起きる時刻も遅れることで、朝の光を浴び損ない、主時計をリセットできない
④朝寝坊で朝食をとらないため、末梢時計もリセットされない
⑤主時計も末梢時計も遅れたままの状態になり、社会の時間とずれが生じる

これが、社会的時差ボケに至るシナリオです。

時差ボケは起こりやすく、治りにくい

一度、体内時計が遅れると、元に戻すのに時間がかかります。これは、体内時計が「遅れやすく、進みにくい」という特徴があるためです。

たとえば、日本からフランスのパリに旅行したとき、時計は日本より8時間遅れます。そこで自分の体内時計を現地の時間に合わせるためには、眠いのを少し我慢することで眠る時間を遅らせれば、あまり苦労せず体内時計を遅らせることができます。

けれど、日本からアメリカに行った場合は、14～19時間と時差が大きいので、自分の体内時計を5～10時間前進させる必要があり、この場合は寝不足などの症状が出て、時差ボケを解消するのに時間がかかります。

開放感にひたれる週末の夜、缶ビールを片手に、コンビニのお惣菜をつまみながら、スマホで動画を延々と鑑賞。気がつけば深夜になっているという人もいるでしょう。だれにでもありがちな習慣ですが、これによって体内時計は簡単に遅れてしまいます。

その遅れを解消しようと、月曜日や火曜日の朝、光を浴び、朝食をとっても、2日程度では体内時計はなかなか遅れを取り戻せません。ようやくずれを解消できるのは、木曜日、金

曜日になってからです。しかし、1週間かけてようやく元に戻しても、また週末の夜に、遅くまでブルーライトを浴び、夜食をドカ食いしてしまえば、元の木阿弥《もくあみ》なのです。

社会的時差ボケは、体中の臓器の働きに影響

社会的時差ボケが起きたとき、体内時計はいったいどういう状態になっているのか、実験で確認しました。朝型で社会的時差ボケがない人と、夜型で社会的時差ボケが大きい人で、月曜日と金曜日にひげを抜いてもらい、その毛母細胞からPer3という時計遺伝子のリズムを調べたのです。

朝型で社会的時差ボケがないということは、平日と休日の寝る時間と起きる時間はほとんど変わらないということなので、金曜日でも月曜日でもPer3遺伝子のリズムは同じようなパターンを示すと予想しました。そして、そのとおりの結果になりました（141ページ、図6）。

では、夜型で社会的時差ボケのある人はどうでしょう。平日と休日の寝る時間と起きる時間に差がある状態ですから、休日の体内時計を反映した月曜日に抜いたひげの遺伝子のリズムは遅れ、平日の体内時計を反映した金曜日のひげの遺伝子のリズムは進んでいるのではな

いかと予想しました。

ところが、なぜか月曜日と金曜日のひげの遺伝子のリズムに大きなずれは見られませんでした。その代わり、どちらもリズムの振幅が小さくなっていたのです。リズムの振幅が小さくなるということは、時計遺伝子がメリハリよく働いていないことを意味します。

おそらく、月曜日と金曜日でリズムがずれ、それぞれのリズムが打ち消し合うように働いたために、リズムの山が小さくなり、元気のないリズムになったのだと考えられます。

社会的時差ボケが大きい人は、単に体内時計が遅れるだけでなく、体内時計を動かしている時計遺伝子のリズムにメリハリがなくなり、体中の臓器の働きにもメリハリがなくなっていくと考えられます。

このような実験からも、平日と休日で寝る時間、起きる時間を変えることは、想像以上に体内時計を乱すことがわかります。

休日の土・日曜はゆっくり寝ていたいという気持ちはわかりますが、土曜はゆっくり寝ても、日曜の朝はふだんどおりに起床し朝食をとり朝日を浴び、睡眠不足なら昼寝を少し長くするほうが、体内時計にはよいでしょう。

図6　社会的時差ボケが及ぼす時計遺伝子のリズムの乱れ

時計遺伝子のリズムの仮説**1**と、ひげで調べた結果**2**。社会的時差ボケのない朝型の人では仮説どおり、月曜日と金曜日でずれはないが、社会的時差ボケのある夜型の人では、ずれだけでなく、リズムも小さくなった。

1

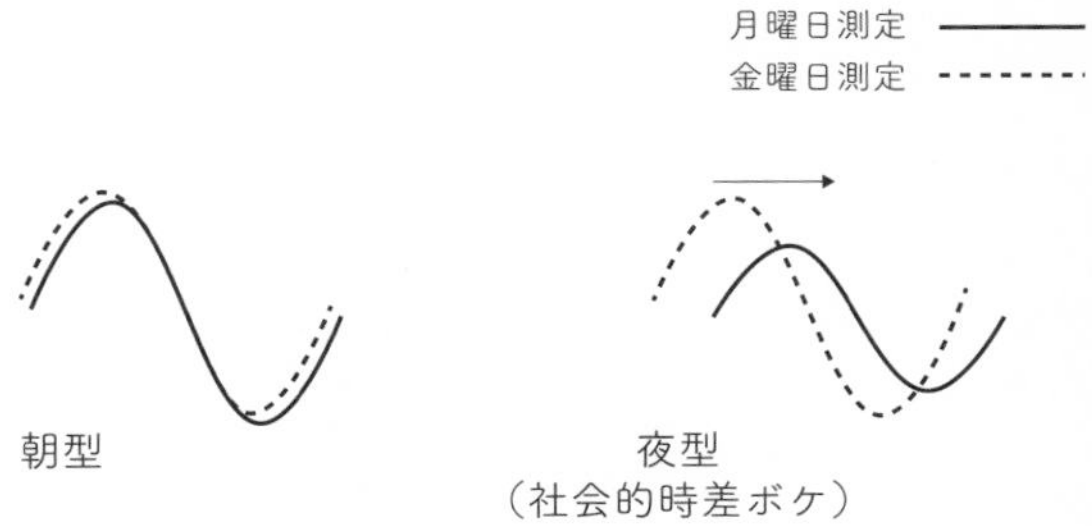

2

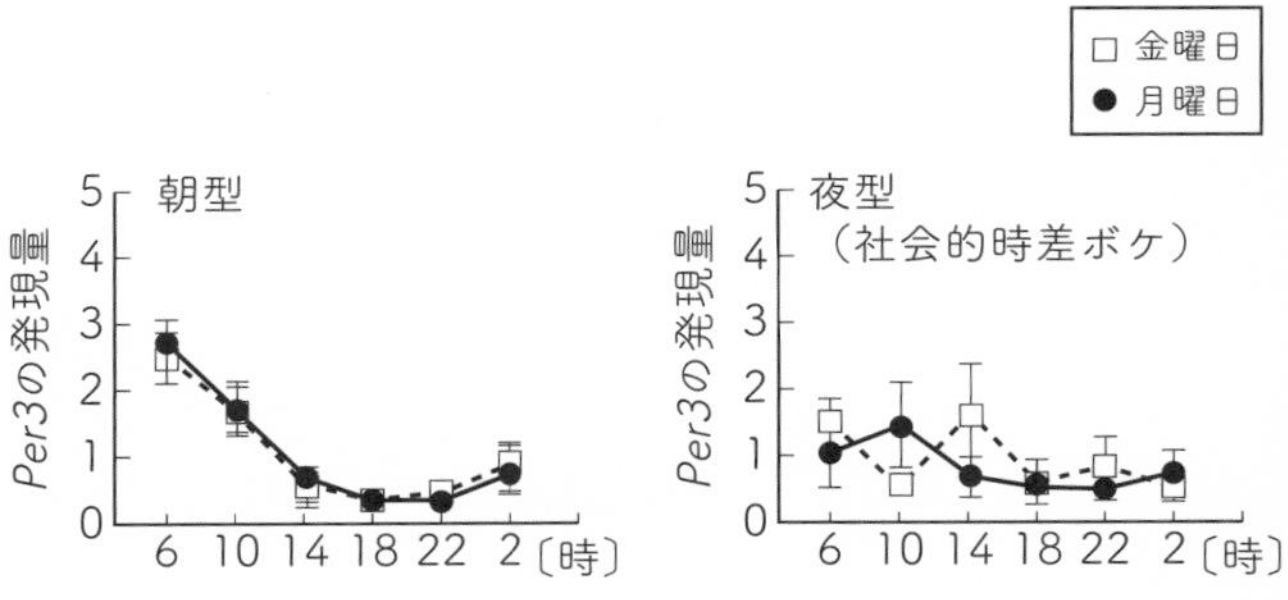

シフトワーク時差ボケを勤務時間の工夫で解決

社会的時差ボケは、夜型化が進み、社会のリズムと一致しないことで起こる以外にも、いろいろな原因で起こります。

その代表的なものが、交代制勤務による「シフトワーク時差ボケ」です。医療・介護の従事者や工場勤務、警察官やサービス業など多くの業種でシフトワークが行われています。シフトのパターンもさまざまで、勤務時間を8時間ずつ後ろへずらしていくことを2日おきに3回行うパターンや、12時間の日勤と夜勤を1週間おきにくり返すパターンなどがあります。

このように勤務時間が変化する場合、私たちは光の刺激で主時計を前進させたり、後退させたりして合わせようとしますが、体内時計の調整幅は2〜3時間が限度なので、それ以上の大きな変化には対応しきれず、時差ボケになってしまうのです。

この問題を解決するには、クロノタイプに合った勤務時間にするのもひとつの方法です。ある企業では、「早出」「中間出」「遅出」の3パターンの勤務を、全従業員に対して均等に行っていました。

そこで、朝型の人には「早出」と「中間出」を2対1の割合に行ってもらい、夜型の人には「中間出」と「遅出」を1対2の割合にしてくり返してもらいました。その結果、朝型、夜型ともに、トータルの睡眠時間が増加し、睡眠の質も上がりました。幸福度や満足度も上昇し、職場の雰囲気もよくなったのです。

社会的時差ボケに対処するには、個人の努力だけでは限界があります。このように、これからは個人の体内時計に合った勤務形態が推奨されるようになるとよいと思います。

年齢や性別で起こる意外な時差ボケ

体内時計は習慣によって朝型になったり夜型になったりと変化しますが、年齢や性別でも違いがあります。一般に、若い世代は夜型なのが、年をとるにつれ朝型になっていきます。異なる年代ではしばしばジェネレーション・ギャップが生じますが、高齢者と若い人のあいだで、ジェネレーション・ジェットラグ（世代間時差ボケ）も生じるということです。

会社の会議は朝から行われることが多いですが、朝の会議で頭もまわって発言できるのは上役、つまり朝型の年配者たち。もし、夕方に会議があれば、上役と若い社員たちとの時差が解消され、もっと活発な議論ができるかもしれません。働く人たちがバランスよく「働きやすい」と感じる時間帯に、コアタイムを設定することが大事になります。

また、家庭内でも、ある意味の時差ボケ問題が起こることがあります。男性も女性も、若いときには体内時計にあまり差はありませんが、年をとってくると、男性は朝型化が進むのに対して、女性はそれほど朝型化しません。

内閣府のデータでもわかるとおり、女性は家事の大半を担っていることが多く、夕食後の片づけや明日の朝食のしたくなど夜遅くまで働いています。その習慣が体内時計の夜型化を招き、朝型化を阻んでいる可能性があります。

そうすると長年連れ添った夫婦でも、同じ家で暮らしながら時差が生じることも。夫は明け方に起きて、趣味のゴルフに出かけ、帰宅後、夜の8時ごろには寝てしまう。妻は一日中、家事や地域の活動などに参加し、夜8時ごろようやく一息ついて、ゆっくりとテレビを見始め、床につくのは深夜0時ごろ。夫が起き出す午前4時半ごろは完全に夢のなかです。夫婦で一緒に趣味を楽しもうかと計画しても、おたがいに時差があり、話す機会もないという笑えない話もときどき耳にします。

家庭内時差は、健康問題に直結することは少ないかもしれませんが、伴侶とのすれ違いは、人生の幸福度や満足度を下げてしまうことになるかもしれません。

3 時差ボケは睡眠や健康への影響が大きい

「日中、眠気を感じた」が年齢、性別問わず最多

社会的時差ボケの悪影響は、まず睡眠の不調というかたちで現れます。眠りたい時間が社会やシフトワークの設定時間とずれてしまい、寝てはいけない時間帯に眠くなったりします。

睡眠時間が短く、睡眠の質も低下し、熟眠感が得られない、疲れがとれない、日中眠くなる、集中力や判断力、意欲、記憶力が低下し、ミスや事故が多くなるなど問題が生じてきます。

日本人は、世界でも睡眠時間が短いといわれています。経済協力開発機構（OECD）の2018年の調査では、日本は33ヵ国中最も短い7時間22分。参加国平均の8時間27分に比べると、1時間以上も下回っています。

日本人の睡眠時間が短いことは、別の調査でもみることができます。厚生労働省の「令和元年 国民健康・栄養調査」をみると、20歳以上の日本人でいちばん多いのは「6時間以上

7時間未満」。男女ともに3割以上を占めていました。さらに驚くのは、これを下回る短時間睡眠の人たち（「5時間以上6時間未満」と「5時間未満」の合計）が、男性では37・5%、女性では40・6%を占めていたのです。性・年齢階級別では、男性の30〜50歳代、女性の40〜50歳代で5割に迫っていました。

また、睡眠の質についての質問に対して「日中、眠気を感じた」と答えた人は、男女20〜50歳代という広い年代で最多でした。夜の睡眠が十分ではないため、翌日の日中に疲れや眠気が出たりするのです。

睡眠の確保の妨げとなる点について、30〜40歳代男性では「仕事」、30歳代女性では「育児」という回答が最多でしたが、20歳代では最も多かったのは男女ともに「就寝前に携帯電話、メール、ゲームなどに熱中すること」でした。

体内時計の乱れはダイレクトに睡眠に響く

睡眠になんらかの不調をきたす「睡眠障害」になると、ベッドに入ってもなかなか寝つけない（入眠障害）、夜中に途中で何度も目が覚めてしまう（中途覚醒）、早く目が覚めてそれ以降眠れない（早朝覚醒）、ぐっすり眠れたという実感が得られない（熟眠障害）などの症状が起こります。日中にだるい、眠くなる、意欲がわかない、集中力が低下する、食欲がわかないなどの不調も伴います。

睡眠障害は、精神的なストレスや、痛み、うつ病、薬の作用など、さまざまな原因で発症しますが、体内時計の乱れが原因で起こるものもあります。

体内時計が乱れると、メラトニンというホルモンの分泌が乱れます。メラトニンは、主時計である視交叉上核が指令を出すことで、脳の松果体から分泌されます。夜、メラトニンが増えると眠くなり、朝、メラトニンが減っていくと目覚めます。その睡眠・覚醒リズムをつくっているのが、主時計なのです。

メラトニンは、高齢になると分泌量が減ることがわかっています。加齢とともに早起きになったり、夜中に目が覚めて何度もトイレに行くことが多くなるのも、メラトニンが減っているのがひとつの原因と考えられています。

若い人では、メラトニンの量は十分にありますが、夜、強い光を浴びたりすると主時計が後ろへずれてしまい、メラトニンが分泌されるタイミングも後ろへずれてしまいます。そのため、夜になっても眠くならないかわりに、翌日の午前中に眠気が襲い、学業や仕事に支障を来すというわけです。

体内時計が関係している「睡眠障害」

体内時計と関連した睡眠障害では、「眠りたい時間に眠れない」「起きていたい時間に眠くなる」といった症状が現れてきます。睡眠のリズムが乱れて一日のリズムも乱れることから「概日リズム睡眠・覚醒障害」といわれています。後述の①と②のように生活習慣や社会環境が原因で起こる睡眠障害もあれば、③のように遺伝子がかかわっているもの、④と⑤のように病気や習慣などが複合的に絡み合っているものがあります。

①交代制勤務による睡眠障害

夜間の不眠や、日中の眠気、作業効率の低下などが現れ、身体症状としては倦怠感や食欲不振などが起こります。体内時計のリズムが勤務のスケジュール変化に合わず、新しい時間に追いつけないことから起きます。体内時計の位相変化は2〜3時間程度が限界であることから生じます。

②睡眠相後退症候群

夜更かしが続くことにより、眠くなる時間が後退している状態です。明け方近くまで寝つけず、いったん眠ると昼過ぎまで目覚めないような睡眠パターンなので、睡眠そのものには問題なく、睡眠時間は一般に長めです。

週末だけ入眠・覚醒が遅くなる社会的時差ボケと異なり、平日でも入眠・覚醒のリズムが遅れます。多くの場合、出勤や登校などの時間が決まっているのですから、寝不足のまま起床時刻になるでしょう。結果的に覚醒困難、日中の強い眠気、入眠困難などの不眠・過眠症状が出現します。学校や会社は朝から始まる場合が多いので、不登校や遅刻が多くなり、社会生活を送るのが困難になってしまいます。

若者に多くみられます。なかには、Ｐｅｒ３遺伝子やＣｌｏｃｋ遺伝子の一部に変異がみられる場合もあります。

③睡眠相前進症候群

睡眠相後退症候群とまったく逆で、夕方から眠くなり起きていられなくなり、早朝に目覚めてしまいます。体内時計が前方にずれている状態で、高齢者に多いのが特徴です。Ｐｅｒ２という時計遺伝子に変異があり、家族性に発症する例が知られています。

④非24時間睡眠覚醒症候群

寝る時間や起きる時間が、毎日1時間程度遅れていく病気です。体内時計が朝の光や朝食などでリセットされないため、自分自身の体内時計の周期で後ろへ遅れていってしまうのです。

思春期から青年期が発症しやすく、昼夜逆転のような状態となる場合もあります。また、光の刺激を十分に得られない高度の視覚障害者も、同様の症状を示す場合があります。

⑤不規則型睡眠覚醒症候群

睡眠と起床が昼夜を問わず、不規則になる病気です。したがって、社会の時間と合わず、夜間に不眠が起こったり、日中に眠気が起こり、昼寝をすることが多くなります。脳梗塞患者や、ベッドですごす状態が長くなり、社会とのかかわりが少ない場合などに起こりやすいとされています。

これら概日リズム睡眠・覚醒障害を含む睡眠障害は、内科、心療内科、精神科などで診療しています。睡眠障害を専門に診療する「睡眠障害外来」を開設している医療機関もあります。睡眠について悩んでいる人は、まずはかかりつけ医や内科で相談するのも方法です。

睡眠の不調で肥満やうつが多くなる

睡眠の不調は、体の健康にも大きく影響を与えます。たとえば、睡眠時間が短くなると、食欲を抑えるレプチンが減少し、逆に食欲を高めるホルモンであるグレリンが亢進するため、食欲が増大することがわかっています。そのため、肥満や高血圧、メタボのリスクも高くなり、２型糖尿病や心筋梗塞、狭心症といった生活習慣病にかかりやすいことも明らかになっています。

メンタルヘルスへの影響も大きく、うつ病や抑うつ状態になる人も増えています。このように、睡眠の不調が長く続けばそれだけ健康にも大きく影響し、早期死亡のリスクも高めてしまうのです。

近年は、働く人の健康を守る「健康経営」の視点から、プレゼンティズムの状況を見直そうという動きが出ています。

プレゼンティズムとは、何らかの疾患や症状を抱えながら出勤し、何らかの体調不良があるまま働いている状態をいいますが、睡眠の不調や体内時計の乱れから派生する生活習慣病、うつなどは、働く人の能力が十分に発揮されないため、重大なプレゼンティズムとして注目されています。不調を抱えながら働き続けることによる経営面での損失は、病欠や病気休業による損失や医療コストより大きくなるといわれています。

時差ボケが腸内細菌を乱し太る原因に

腸内細菌も、私たち宿主の体内時計の影響を受けていることが最近、わかってきました。腸内には、100兆〜1000兆個、約1000種類、重さにして約1〜2kgの細菌がすみついています。腸内細菌は、菌種ごとの塊となって腸の壁に隙間なくびっしりと張りついています。この状態は、品種ごとにかたまって咲くお花畑に見えることから「腸内フローラ」とも呼ばれています。

腸内細菌を構成している菌は、私たちの体を守る「善玉菌」、増えすぎると体に悪影響がある「悪玉菌」、状況によって善玉菌の味方をしたり悪玉菌の味方をしたりする「日和見《ひよりみ》菌」の3つがありますが、その構成は一人ひとり異なっています。

ある種の善玉菌は、糖分や食物繊維を分解し、短鎖脂肪酸を作り出します。短鎖脂肪酸は脂肪細胞に脂肪がたまるのを抑えてくれたり、さらに筋肉や肝臓に対してインスリンの働きに対する感受性を増加させ、エネルギー消費を高めてくれる働きをします。腸内細菌は腸内にすみついた〝間借り人〟ですが、その働きはエネルギーを代謝する臓器のような働きをしているのです。

腸内細菌のなかには、朝に活発になるもの、夜に活発になるものがあり、短鎖脂肪酸の産生のリズムも宿主の体内時計に同調しています。そのため、宿主の体内時計が乱れると、腸内細菌のバランスも乱れ、肥満を防いでくれる短鎖脂肪酸を産生するしくみが十分に発揮できなくなっていきます。

それは、マウスの実験からも説明することができます。

時計遺伝子を壊し、時差ボケ状態にしたマウスを観察すると、肥満になることがわかっています。この肥満の時差ボケマウスの糞便を、健康なマウスに移植したところ、そのマウスも太っていきました。つまり、宿主が時差ボケであると、腸内細菌の働きも乱れ、その証拠に腸内細菌を移植されたマウスは太っていくということです。

アメリカから時差が8時間あるイスラエルへと旅行したヒトの糞便を、マウスに移植して観察するという実験があります。旅行1日目の糞便を移植したマウスは、著しく体重が増加しましたが、2週間経ってイスラエルの時間に慣れたときの糞便を移植したマウスは、体重の変化はみられませんでした。

つまり、時差ボケという体内時計の乱れは、腸内細菌に大きな影響を与え、時差ボケが改善すると腸内細菌は元のいい状態になるということです。

始業時間を遅らせたら、成績がアップ

子どもの世代では、睡眠不足は学業不振や情緒の不安定などのかたちで現れることがあります。

アメリカでも、子どもたちの睡眠不足が心配されていました。アメリカ疾病予防管理センターは、10代の子どもでは一日8〜10時間の睡眠をとる必要があると発表していますが、実際には「8時間30分の睡眠時間がある」とアンケートで答えた子どもは、全体の15％しかいないというのが現状でした。

この事態を懸念したシアトルのある学区では、2016年の秋から高校の始業時間を7時50分から8時45分に変更。2つの高校の生徒を対象に、腕時計型の活動モニターを着用してもらい、眠る前と起きたときの時間を記録してもらいました。その結果、睡眠時間が平均一日34分長くなり、生徒の成績の中央値が、前年のクラスより4・5％高くなったといいます。睡眠時間が長くなったことで、注意力が高まり、成績の向上につながったと考えられて

います。

　このような調査結果を受けて、2019年10月、カリフォルニア州では公立中学校の始業時間を8時より前に、公立高校の始業時間を8時半より前に設けることを禁止する法案が可決されたのです。

　どのように睡眠時間を確保していくか、そこに社会の制度やしくみづくりが不可欠な時代になったと言えるでしょう。

4　体内時計が整うと、心が安定、意欲や成績も上がった

体内時計からみて、学業不振を招く要因は何か

　夜型化や社会的時差ボケを起こすものとして、夜のスマホやパソコン、テレビなどを見ている時間（スクリーンタイム）が問題視されています。子どものスクリーンタイムの長さと、いくつかの項目との関連性を調べていくと、「肥満」「学業不振」「勉強嫌い」などの項目と関連が高いことがわかりました。これは、「朝食をとらない習慣」の子どもを調べたときと共通しています。朝食欠食は、夜型を進める習慣であり、食事や睡眠のリズムの規則性

とも関係があります。

では、「クロノタイプ」「社会的時差ボケ」「食事リズムの規則性」「睡眠リズムの規則性」「スクリーンタイムの長さ」のうち、子どもの勉強意欲や学業成績に最もかかわっているのはどの要因なのでしょうか。小学4年生から高校3年生まで（合計9270人）にアンケートに答えてもらい、その結果を解析しました。

規則正しい習慣の子ほど学業成績がよかった

調査の結果、一週間のうち朝食をとる日が多ければ多いほど、睡眠や食事を規則的な時間で行っていればいるほど、そして、寝る直前のスクリーンタイムが短ければ短いほど、勉強意欲が高く学業成績が高いということがわかりました。

睡眠のタイミングが規則正しい子どもは精神衛生が良好であり、目標を立て、計画的にコツコツと実行する「誠実性」が高いうえ、心が安定し穏やか、という傾向が浮かび上がってきました。食事のタイミングが規則正しい子どもも、精神衛生が良好であり、誠実性だけでなく、他者と協力し合うことができる「協調性」も高い傾向があったのです。

逆に、食事が不規則な子どもは、誠実性が低くなり、睡眠が不規則な子どもは、非常に疲れやすく、ストレスがたまりやすく、精神が不安定になりやすいことも示されました。寝る直前のスクリーンタイムが短い子どもは、疲労やストレスが少なく、モチベーションが高く、日中の気分も良好ということがわかりました。

次に、勉強意欲が高く、学業成績が高い子どもの習慣をみてみると、睡眠時間の長さには関連はなかったものの、睡眠や食事のリズムの規則性が高く、寝る直前のスクリーンタイムが短いというものでした。

つまり、勉強意欲や学業成績は、試験の直前だけ集中的に勉強する一夜漬けではなく、毎日決まった時間に寝て起き、食事をするという生活習慣のなかで生まれるということではないでしょうか。

夜型化が進むと、勉強意欲や学業成績が下がる傾向も確認できましたが、今回の研究では、勉強意欲や学業成績に大きな影響を与えるのは、睡眠や食事リズムの規則正しさや、夜のスクリーンタイムの短さのほうで、夜型化や時差ボケの大きさはやや低く出ました。

このことは、遺伝的要素も含めて決定されるクロノタイプと、時差ボケを大きくする働き方などの環境的要因があったとしても、規則正しい習慣をつくることで、社会的時差ボケを克服していける可能性を示しています。

5　体内時計のしくみを活用して、時差ボケ解消！

体内時計を乱さないためのポイント

健康的な生活を送りやすい朝型の人でも、体内時計を乱す習慣を続けていれば夜型化していきます。一方、夜型で社会的時差ボケがある人も、ひとつひとつ習慣を改善していくことで、時差ボケを解消することができます。

①朝は「光」と「食事」でスタート

朝の習慣で大切なのは、起床したら太陽の光を浴びること。屋内でも窓際の明るいところなら10~20分程度、曇りの日などはもう少し長めにします。夜明け前に目が覚めがちな人は、太陽が昇ってから浴びるのでも十分です。大事なのは、朝起きたら、活動を始めるという大きなリズムのなかで光を浴びることであり、ただ機械的に光に当たるだけで二度寝をするのでは、いいリズムがつくれません。

朝食も、起床後1時間以内、遅くても2時間以内にはとりましょう。

②日中は活動的にすごしてメラトニンを増やす

日中、活動的にすごすと、睡眠を促すメラトニンが夜たくさん分泌されるようになります。特に、メラトニン分泌量が低下しがちな高齢者は、昼間の活動量を増やすことが大切です。メラトニンの分泌が増え、適度な疲労も得られるので、夜よく眠れるようになります。

③15〜30分以内の昼寝は生活の質を上げる

午後、特に消化のよい食事をしたあとに睡魔が襲ってくることがあります。これは、ご飯やめん類など糖質の多い食事で血糖値が急速に上がり、その後に急速に低下する、一過性の血糖不足で現れると考えられています。

また、朝食をとらないことで昼食後により高くなった血糖値の影響で、眠気を催すことも。社会的時差ボケが大きくなり、慢性的に睡眠不足が続いていれば、昼間に眠気を催すことがあります。

昼寝をする場合は、15〜30分以内であれば夜の睡眠に影響せず、リフレッシュに役立ち、死亡率も低下する方向に働くといわれています。

④利尿作用のあるお酒は夕方までなら影響が少ない

たびたび夜中にトイレに起きてしまう人は、利尿作用のある飲み物を夜遅い時間にとると、夜中に目が覚めてしまう原因になります。お酒やお茶を飲む場合は、夕方早めの時間までなら体内時計への影響は少ないといわれています。夜なかなか寝つけないという人は、就寝の4時間前からはお酒やカフェインを含む飲み物をとらないようにしましょう。

また、第5章で詳しく述べますが、運動も夜の時間帯に行うと体内時計を遅らせてしまうので、夕方ごろまでにすませておくのがおすすめです。

⑤夕食は軽めに、夜食は避ける

遅い時間の食事は、肝臓などの末梢時計を遅らせる働きがあるので、夕食はできるだけ早めにとります。仕事などで遅くなる場合は、夕方ごろにご飯やめん類などの主食を食べておき、おかずは帰宅後にとるようにします。

⑥夜はスマホの光に注意

夜浴びる光は体内時計を遅らせる働きをします。スマホなど夜のスクリーンタイムはできるだけ1時間以内にすませるようにしましょう。スクリーンタイムが3時間以上になり、寝る直前まで続けるのは最も避けたいパターンです。

また、睡眠中はできるだけ明るい光を避けましょう。高齢になると、夜中にトイレに起きることが多くなりますが、そのときも明るい光が直接目に入らないようにすると、再び睡眠に入りやすくなります。安全のため、足元灯などがあると便利です。

夜浴びる光には体内時計を遅らせる作用があり、時刻が遅くなるほどその力は強まります。照度が100~200ルクスの家庭の照明であっても、長時間浴びると体内時計が乱れる原因になります。夜になったら、照明を常夜灯にし、光の色が調節できる場合はオレンジ色の光にすると刺激が弱まります。

「睡眠負債」解消の秘訣は平日にある

睡眠不足の状態がずっと続く「睡眠負債」を解消するには時間がかかります。平日の睡眠負債を、休日に一気に返済しようと睡眠時間を多くすると、今度は平日と休日の時差ボケが大きくなり、逆に体内時計を乱してしまいます。睡眠負債は、寝だめでは返せないということです。

では、どうしたら睡眠負債を返せるのか。休日だけ多く寝るのではなく、平日の睡眠時間を少しだけ長くできるように努めましょう。通常、起床時刻の変更は難しいので、入眠時間を30分早くし、その後、慣れてきたら60分程度まで早くすることができれば、睡眠負債は解消される方向に働きます。

不規則な日があっても毎日の習慣で元に戻る

体内時計は、光や食事の刺激で前進したり後退したりします。たまたまその日、夜更かしや徹夜をしただけで体内時計が大きく乱れることはありません。翌日はいつもより早く眠くなるかもしれませんが、また次の日からはこれまでのようなリズムに戻っていきます。

それは、体内時計の乱れを戻そうとするときも、すぐに簡単には戻らないということを意味しています。毎朝、光を浴び、朝食をとり、体内時計を一度に調整することができるのは15〜30分程度。それだけに、毎日少しずつ時間をかけてリズムをつくっていくことが重要です。

体内時計は、活動と休息、睡眠と覚醒というように大きなリズムで動いており、何かの刺激で突然、劇的にゆっくり動いたり、急に速まることはありません。そんなことがあれば、私たちの体は危機に陥ります。体内時計は、スイッチを押せば何かが変わるというように単純ではありません。たとえるなら懐中時計のように毎朝、時刻を合わせ、ネジを巻いたりしながら、一生大切に持ち続けていくというイメージです。

私は、研究などにより不規則な生活を強いられることもありますが、体内時計を整えることができているのは、毎朝の習慣にあると思っています。

わが家では15年ほど犬を飼っていた時期があり、毎朝の散歩の当番は私で、夕方の散歩は妻の役割でした。この犬との散歩は楽しいだけでなく、私の体内時計をリセットする因子としてすっかり定着し、体調管理にもつながりました。犬も、朝の散歩の時間の前からそわそわし、散歩が終わると少しだけえさがもらえるので、なおさら習慣化しました。

犬が亡くなってからは、妻と一緒に散歩するようになりました。坂道のある道のりを約40分、冬は散歩をするうちに太陽が昇ってくるのを眺め、夏はまだ涼しいうちに体を動かすことができます。太陽を浴び、軽く体を動かし、その後しっかりと朝食をとる。こんな習慣をもう何十年と続けてきたことが、体内時計の同調にしっかりと役立っています。

私は市民講座などで、体内時計を整えるには、何時ごろに何をしたらいいという話をしていますが、これはひとつの目安です。その日に何をしたかということよりも、もっと長いスパンの「習慣」をつくることが大事なのだと思います。

習慣さえできていれば、一週間のうち1日くらい夜更かししたり、朝食を抜いてしまったということがあっても、体内時計にはあまり影響しません。夜、おいしいものをたくさん食べてしまう日があってもいいのです。それくらいの揺らぎは、人生の満足度を上げるために必要なものとして、体内時計はゆったりと受け止めてくれます。

コラム ワクチンは朝の接種が効果的!?

インフルエンザや新型コロナウイルスなどの感染症を予防するには、ワクチンで免疫を得ることが有効とされています。インフルエンザワクチンは、無毒化されたウイルスを注射し、免疫細胞のT細胞と反応させ、再び同じウイルスが体内に入ってきたときに速やかに対応することで、インフルエンザの発症や重症化を予防するものです。

主な新型コロナワクチンは、新型コロナウイルスを無毒化して注射するのではなく、ウイルスの表面にあるスパイクタンパク質の設計図であるメッセンジャーRNAを注射するという違いはありますが、T細胞と反応させて免疫を得るのは同じしくみです。

ワクチンは、私たちの体に備わっている免疫のしくみを上手に利用したものなのです。そして、その免疫のしくみは、体内時計によってコントロールされており、ワクチンの効果がより高い時間帯も明らかになってきました。

ある研究によると、65歳以上の276人に対して、インフルエンザワクチンを打つ時間帯を変えました。1つのグループは、午前中（9〜11時）に接種してもらい、もう1つのグループには午後（15～17時）に接種してもらったのです。

1ヵ月後、ウイルスを攻撃する抗体の多さを調べると、午前中に接種したグループのほうがたくさんの抗体ができていることがわかりました。

午前中は、自律神経のうち、体を活発にする交感神経が優位になり、リンパ節にT細胞やB細胞という免疫細胞が高濃度にたまっています。このタイミングでワクチンを打つと、多くの免疫細胞がワクチンを「病原体」とみなし、それを攻撃するための抗体がたくさん作られるためと考えられます。

また、十分に睡眠がとれていない人は、ワクチンの効果が出にくいことも知られています。睡眠時間が短くなったことでストレスホルモンのコルチゾールが分泌され、免疫の働きを抑えた可能性があります。ワクチンを打つときには、生活リズムを整えて、午前中に接種するとよいかもしれません。

第5章

時間運動学で、効率よく脂肪を燃やす

1　体内時計を遅らせてしまう夜の運動

「夜の激しい運動」がなぜ夜型化を招くのか

「運動不足の解消のために、会社までの7㎞を自転車で通勤するようになりました」

「リモートワークになってから、朝食後にウォーキングをしています」

健康意識の高まりのなか、毎日の生活習慣に運動を取り入れようとする人が増えています。犬の散歩やスーパーへの買い物の行き帰りにウォーキングを心がけたり、駅で階段を使うなど、少しでも体を動かそうという人もいます。

特にこの数年は、コロナ禍での運動不足を解消しようと、ウォーキングやジョギング、筋トレなどに励む人が多くなりました。30年前からスポーツについての実施状況を調査している笹川スポーツ財団の調査でも、週1回以上運動をしている人の人口が、1992年では23・7％でしたが、2020年には過去最高の59・5％となり、2・5倍増えたことがわかります。ややきつい運動を1回30分以上、週2回以上行う人も、6・6％から過去最高の22・1％へと増加しています。

そんななか、日中は仕事で運動する時間がないので終わってから、夜遅い時間に運動をする人もいます。

しかし、会社帰りにジョギングを始めたり、スポーツジムで筋トレをするなど夜の激しい運動は、体内時計を遅らせる作用があるので注意しなければなりません。特にストイックに自分を追い込む厳しいトレーニングは、ストレスとかかわりの深い副腎皮質ホルモンのコルチゾールや、交感神経系のホルモンであるノルアドレナリンの分泌が非常に盛んになり、それが体内時計を夜型化させてしまいます。

体内時計を乱さないためには、夜の運動、なおかつストレスの多い運動は避けたほうがよいということです。

運動に体内時計を動かす作用がある

運動は、「光」と「食事」のように体内時計を動かす作用があることがわかってきました。運動は、視交叉上核にある主時計を動かすという報告もありますが、おもに肺や、骨格筋にある末梢時計を動かすといわれています。

肺は、体内に酸素を取り込み二酸化炭素を排出する重要な臓器。骨格筋は、姿勢を維持したり、体を動かすときに使われる筋肉のことで、心臓の筋肉や内臓の筋肉と違って、自分の意思で動かすことができる筋肉。どちらも運動によって活発に動くところです。

マウスやヒトのいくつかの実験からわかったのは、「朝から昼ごろまでの運動は体内時計を前進させ、夜遅い時間の運動は後退させる」ということです。体内時計を夜型化させないためには、夜遅い時間帯のジョギングや筋トレ、自転車こぎなどの運動は避けたほうがいいでしょう。

このように運動と体内時計との関係を研究する学問を「時間運動学」といいます。時間運動学では、運動がどのように体内時計に影響するかだけでなく、いつ運動すると体に与える効果が高いかが明らかになりつつあります。

健康の維持・増進のため「健康づくりのための身体活動基準」(厚生労働省)など従来の運動ガイドラインでは、推奨される運動量や運動継続時間は示されていますが、「いつ」運動すると効果があるかということについては言及されていません。時間運動学では、肥満や高血圧、糖尿病、メタボなどの生活習慣病の予防・改善にとって重要な運動に、「いつ」という視点を加えることで、より効果的な健康づくりの提案を期待されています。

2　いつ運動すると、脂肪が落ちやすいか

内臓脂肪は体温が上がると燃えやすい

肥満には、皮膚の下に脂肪がつく皮下脂肪肥満と、内臓のすきまなどに脂肪がたまる内臓脂肪型肥満があり、メタボの原因となるのは内臓脂肪のほうです。内臓脂肪は、糖質のとりすぎなどですぐにたまりますが、運動によって比較的落としやすい脂肪です。

運動によって脂肪が燃やされるしくみは、こうです。

まず、運動で筋肉を収縮させるには、エネルギーが必要です。そのエネルギーは、肝臓や筋肉のなかに貯蔵されたグリコーゲン（糖）を燃やすことで作られます。しかし、このグリコーゲンの量は限られているため、長時間、筋肉を動かすことはできません。

そこで、出番となるのが内臓脂肪などの体脂肪です。体脂肪は、リパーゼという酵素によって遊離脂肪酸という形に分解され、血液にのって運ばれ、筋肉で燃やされてエネルギーに変わります。体脂肪を分解するリパーゼの働きは、血液中のカテコラミンといったホルモンによって促進されます。

また、リパーゼは体温が高くなるとよく働くので、運動で体温が上昇すると、ますます体脂肪を燃やすようになっていきます。ウォーキングなどの有酸素運動で酸素を取り込み続けると、その後も脂肪を燃焼しやすい状態を長く続けることができるのです。

脂肪が分解されやすいのは、「夕方の運動」

さて、ここからが時間運動学の出番です。こうした体脂肪の燃焼が効率的に行われるタイミングはいつなのか、私たちは健康で若い男性14人を対象に実験をしました。

実験に参加した男性たちを2つのグループに分け、一方のグループには朝、60分間の持久力運動をしてもらい、もう一方のグループには夕方、同様の運動をしてもらいました。どちらのグループも、運動の3時間前に、同じ内容の食事をとってもらい、同じ条件で比較できるようにしました。

運動前、運動直後、運動2時間後に採血して、血液中のホルモン量を調べてみると、脂肪の分解を促すホルモン（カテコラミンなど）が増えていたのも、運動2時間後、脂肪が分解された形の遊離脂肪酸が多かったのも、またそれに伴い中性脂肪が少なかったのも、夕方に運動したグループのほうでした。つまり、夕方の運動のほうが、朝の運動よりも脂肪が燃焼されやすいということです。

夕方は、活動性を高める交感神経の働きが、朝よりもよくなっており、体温も高いために脂肪を分解するリパーゼの働きがよくなり、脂肪燃焼も引き起こしやすいためと思われます。夜遅い時間の運動は体内時計を遅らせてしまうけれど、夕方の運動はいいということです。

おすすめはちょっと息が切れる程度のウォーキング

内臓脂肪の燃焼には、酸素を取り込みながら行う有酸素運動のほうが適しています。ウォーキングやジョギング、山登り、自転車、水泳などは有酸素運動の例です。

かつては20分以上続けないと脂肪は燃焼されないといわれていましたが、現在では30分の運動を一日1回行っても、10分の運動を3回行っても同じ効果が得られることがわかっています。

運動の強さは、少し息が切れるけれど、運動しながら人と話すことができるくらいがいいといわれています。あまり激しい運動は長続きしないので、運動の強さはほどほどが適しています。

朝食前の運動も脂肪を燃やすが、注意が必要

脂肪を燃やすには、夕方の運動がおすすめですが、この時間帯に運動できない人は、あまり夜遅くない午後7時くらいまでなら体内時計を遅らせる影響は少ないと思われます。午後7時くらいまでなら会社から帰る途中で、一駅手前で降りて、そこからウォーキングをするというのもいい方法です。

また、朝食前の運動も、脂肪が分解されやすいという報告があります。通常は、運動するとはじめにグリコーゲン（糖）から燃やされ、次に体脂肪が燃やされますが、朝食前の運動は、肝臓や筋肉にためられたグリコーゲンが枯渇しているために、すぐに脂肪が分解されて燃やされやすい状態になるといわれています。

夕方に運動ができない人は、朝食前に運動するとよいかもしれません。

ただし、朝食前は、血液中に溶け出した脂肪酸の濃度が高まり、心不全のリスクもあります。朝食前に運動する場合は、水分をとりながら、あまり長時間続けないなど、注意しながら行う必要があります。

3　筋肉をつける運動のタイミングは？

朝は筋肉の減少を防ぎ、夕方は筋肉を増やす

脂肪を燃やしてやせるには、運動量を増やすことと同時に、筋肉をつけることも重要になります。筋肉はエネルギーを燃やすエンジンなので、筋肉が大きくなればそれだけエネルギーもたくさん燃やせるのです。

運動によって動かすことができる骨格筋は、日々、筋肉を増やす「合成」と、筋肉を減らす「分解」をくり返しています。この合成と分解のバランスがとれていると、筋肉の量は維持されますが、分解する量が合成する量を上回ると筋肉はやせ、反対に合成が分解を上回ると筋肉は大きくなっていきます。

筋肉は加齢とともにやせていく傾向がありますが、日ごろ運動習慣があり、タンパク質をしっかりとっていると、筋肉のやせは予防できるだけでなく、さらに筋肉をつけることも可能です。

こうした骨格筋の合成と分解をくり返すリズムは、体内時計でコントロールされており、

日中の活動期に合成され、夜間の非活動期に分解されるというリズムをもっています。筋肉を増やすための運動も、この体内時計のリズムに合わせ、活動期に行うと効果が出やすいと考えられています。

つまり、筋肉が合成される「日中の活動期」がいいということになります。

さらにきめ細かく見ていくと、いくつかの研究から、筋肉を増やす目的の筋トレをする場合は、体温も代謝も高まっている夕方が適し、筋肉がやせていくのを予防する筋トレは朝がいいとわかっています。筋肉をつけて機敏に動きまわりたいという人は夕方に、加齢で筋肉が減少するサルコペニアの予防には、朝の時間帯を選ぶとよいかもしれません。

筋肉をつけるタンパク質はいつとるといいか

筋肉をつけるには、運動だけでなく、筋肉の材料となるタンパク質をいつとるかということも重要なポイントです。

若い人を対象にした運動とタンパク質摂取についての研究があります。朝食、昼食、夕食のタンパク質のバランスが一般的な食事（朝食０・３３g、昼食０・５g、夕食０・８g、すべて／kg体重）をとるグループと、朝食のタンパク質を少なくした食事（朝食０・１g、昼食0・5g、夕食0・8g、すべて／kg体重）をとるグループに分け、午前中から午後の早い時間に週3回、筋トレを行ってもらいました。

その結果、筋肉が大きくなったのは、朝、タンパク質を多くとった前者のグループのほうでした。筋肉をつけるには、朝食でタンパク質をとったうえで、体温も代謝も高まっている夕方に筋トレをすれば、より効果的に筋肉は増えると思われます。

しかし、タンパク質をとったあとの運動がいいといっても、やはり時間帯が重要です。夕方にタンパク質をとって、夜、筋トレをしても、筋肉の増加はあまり期待できません。夜の非活動期は、筋肉は合成ではなく、分解のほうに進むからです。

4 高血圧の人の運動はいつがいいか

夕方の運動が血圧を下げる

運動習慣のある約2500人を対象に、朝型か夜型かによって、活動量の強度や時間帯に違いがあるか、また血圧の高さとはどんな関係があるかを調べました（179ページ、図7）。

その結果、従来から明らかになっているように、一日の活動量が多いと、夜型より朝型になりやすく、血圧は高くなく、ＢＭＩが低いことがわかりました。

興味深いのは、運動をしている時間帯を調べると、血圧が高くない人は、夕方に運動していることです。

時間運動学的にその理由を考えると、夕方は前述したように体温が高く、代謝がよい時間帯で、脂肪を燃やしやすいことと関係があると考えられます。夕方に運動することで、中性脂肪値は下がり、善玉コレステロールといわれるＨＤＬコレステロール値は上がっていくことが期待できます。

高血圧の人は、肥満や脂質異常症、糖尿病を併発していることが多いので、これらを改善することで、血圧も下がりやすくなると考えられます。複合運動による効果を調べた最近の研究では、男性では夕方の運動が収縮期血圧を下げることもわかっています。

したがって、高血圧の予防や改善にも、夕方の運動がよいということになります。

また、時間栄養学と合わせて考えると、昼食はカリウムを多く含む野菜をとると、塩分（ナトリウム）が排泄されるので、その後、夕方に運動をするとさらに高血圧の予防によいでしょう。

図7　朝型、夜型の時間帯別の身体活動量と、血圧との相関性

［運動習慣のある約2500人を、朝型か夜型かによって、活動量や時間帯と血圧との関連を調べてみたところ、夕方の運動が高血圧を予防することがわかった。］

国際標準化身体活動質問票（IPAQ）

運動の種類：■強運動　■中運動　■歩行運動

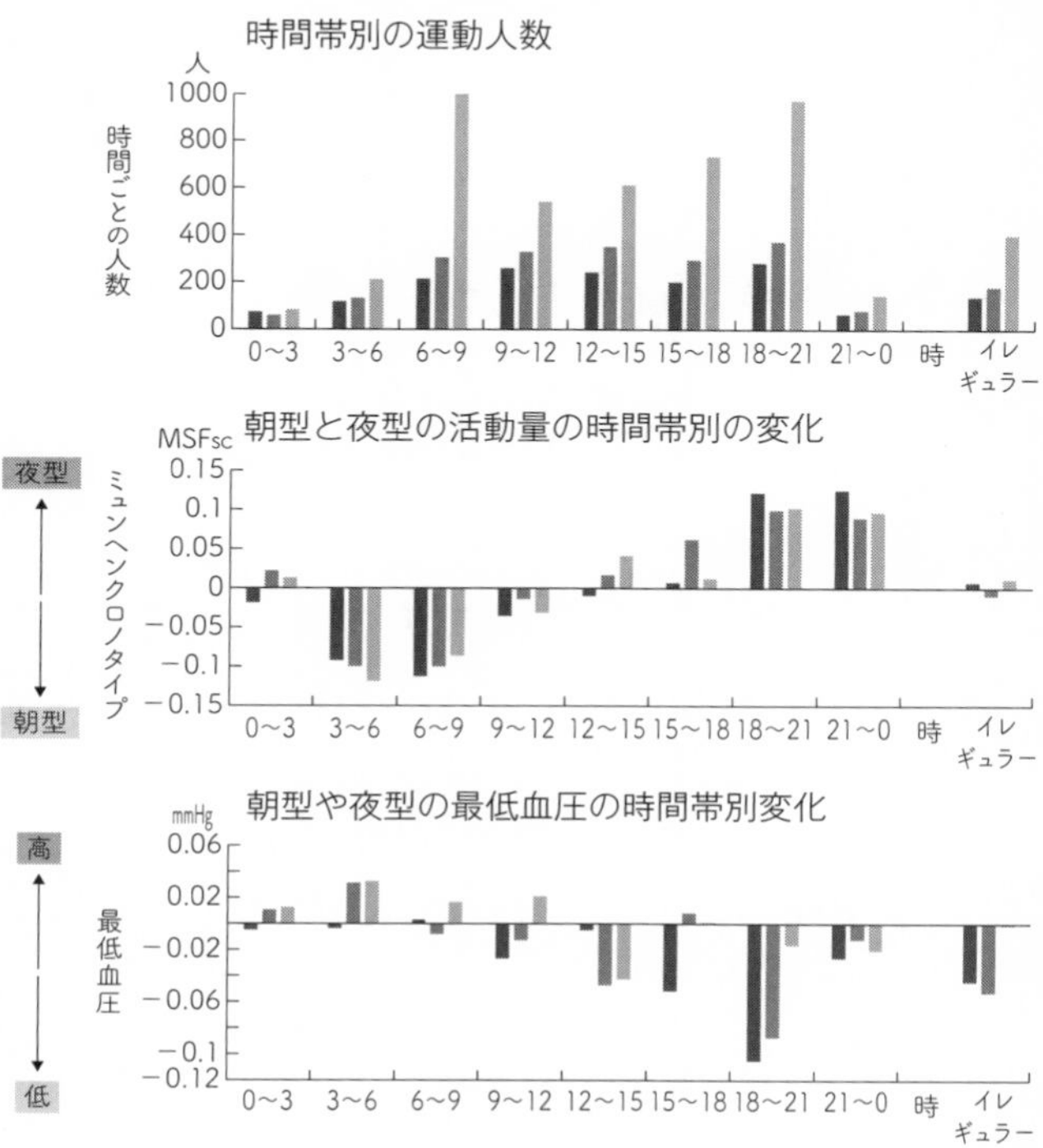

リズミカルな運動が交感神経の緊張を和らげる

血圧は、自律神経と大きくかかわっています。

自律神経のうち、活動を高めるときに働く交感神経の働きが強くなると血管は収縮し、血圧が上がります。反対にリラックスするときに働く副交感神経の働きが強くなると血管は拡張し、血圧は下がっていくのです。

運動をすると血圧は一時的に上がりますが、ウォーキングなどの運動を続けていると、筋肉への血流が増えて血管が広がり、血圧を上げるよう働く交感神経の緊張が緩和されるため、運動後には血圧が下がっていきます。

ウォーキングがいいのは、それほどきつい運動ではなく、足を交互に動かすというリズミカルな刺激があること。これが交感神経の緊張を和らげ、交感神経と副交感神経のバランスがいい状態に導いてくれるといわれています。

また、血管を収縮して血圧を上げる物質が、運動により低下することもわかっているので、血圧の高い人は運動を習慣化することをおすすめします。

5　血糖値を下げ、糖尿病を予防する

運動でインスリンの働きが改善するわけ

血糖値とは、血液中に含まれるブドウ糖の濃度のことです。ご飯やパンなどの糖質は消化吸収されてブドウ糖となり、血液に入ります。そのため、血糖値は食後、高くなります。血糖値が高くなると、膵臓から分泌されたインスリンが働き、ブドウ糖は細胞に取り込まれてエネルギーとして燃やされます。

運動して筋肉を動かすと、筋肉の細胞膜でブドウ糖を運ぶタンパク質が増えるため、インスリンがブドウ糖を細胞に送りやすくなり、その結果、血糖値を下げることができると考えられています。

糖尿病の予防のためには、ブドウ糖が筋肉へ運ばれるタイミングの食後1時間たったころに運動すると、筋肉の血流が増え、インスリンの効果が高まり、血糖値を早く下げることができるとわかっています。

インスリンの働きが低下する夕方に、筋肉を動かす

しかし、毎回の食事1時間後に、運動できないという人も少なくないでしょう。その場合は、時間運動学的に夕方の運動をおすすめします。

インスリンの働きは、体内時計によってコントロールされており、朝、いちばん効き目が高く、夜になると効き目が低くなっていきます。そのため、インスリンの効き目が低下しはじめる夕方に運動で筋肉を動かすと、低下したインスリンの働きを助けることになると考えられます。

夕食の時間が午後4時や5時ごろと早い人は、夕食後に運動するとよいでしょう。しかし、午後7時すぎに夕食をとる人は、食事のあとに運動すると体内時計を遅らせてしまうため、夕食の前に運動するようにします。

大事なのは、運動習慣。決まった時間に運動する習慣をつけておくと、インスリンが少量しか分泌されなくても筋肉が糖を取り込む効率がよくなります。

夕方の運動が高血糖を改善するということは、これまで糖尿病の患者さんを対象にした研究でも確認されていました。

男性の2型糖尿病患者に週3回、運動強度の高いインターバルトレーニングを、朝行った場合と夕方行った場合で比較しました。すると、夕方の運動のほうが明らかに血糖値の減少が見られ、2型糖尿病の血糖値コントロールには、夕方の運動がより有効であることがわかりました。

インスリンを作る膵臓のベータ細胞が障害されて起こる1型糖尿病では、インスリン注射の影響で、夜間以降に低血糖が起こることがあります。その低血糖を防ぐのは、朝の運動のほうがいいという結果も出ています。

これらの研究を踏まえ、私たちは健康な若い男性10人を対象に、いつ運動すれば、血糖値を下げやすいか研究を行いました。

その結果、やはり夕方の運動のほうが血糖値が穏やかに下がり、糖尿病の予防にもなることがわかりました。中強度の運動を週3回2時間、朝9時から行った場合と、夕方4時から行った場合を比べると、夕方に運動するほうが血糖値の上昇が穏やかで、血糖値をコントロールするインスリンの分泌を促すインクレチンも上昇しやすかったのです。

6　高齢期のＱＯＬを左右する骨粗しょう症

骨に刺激を与えて、造骨細胞を活性化する

骨粗しょう症の患者数は多く、女性９８０万人、男性３００万人といわれています。女性では閉経後、女性ホルモンが減るために発症しやすくなることが知られていますが、男性でもＣＯＰＤ（慢性閉塞性肺疾患）や胃腸疾患などの病気や、抗うつ薬の一種などが原因で起こりやすいとわかっています。

骨粗しょう症は、要支援になる原因の第3位である「骨折・転倒」にかかわっています。骨の強度が低下すると、体の重みで背骨が押しつぶされる圧迫骨折を起こしたり、ちょっとした刺激で手首や腕の付け根、脚の付け根の骨を骨折し、それをきっかけに歩行困難になる恐れがあるからです。

また、骨の健康は全身の健康と深くかかわっています。糖尿病の人には骨粗しょう症が多いというデータもあります。これは糖尿病になると血糖値を下げるインスリンが減ったり、効き目が悪くなったりしますが、インスリンが骨を作る働きも担っているためです。

骨は、新しく骨を作る造骨作用（骨形成）の一方で、古くなった骨を壊す破骨作用（骨吸収）があり、日々新しく作り替えられています。骨量は、この2つの作用のバランスが釣り合っていることで維持されています。この働きは体内時計がコントロールしており、昼間は破骨作用がおもに働き、夜は逆に造骨作用が働いています。したがって、夕方に運動するとその効果が夜に出始めて造骨作用が盛んになることが期待できます。

骨粗しょう症を予防するには、骨に重力のかかる運動をすると、骨を作る細胞が活発に働くため、ウォーキングに階段の上り下りや足踏みなどを取り入れるとよいでしょう。

夕方にカルシウムとビタミンDをとると吸収がいい

カルシウムは、筋肉の収縮や血液の凝固、神経の伝達などにも使われており、食事からのカルシウムが不足すると、骨からカルシウムが溶け出して使われます。日ごろからカルシウムをとるようにしましょう。

前述したように、カルシウムは朝より夜とると、骨への吸収がよくなります。カルシウムが豊富に含まれる食品には、牛乳、チーズ、小松菜、小魚などがあります。さらに、カルシウムは、菊芋やごぼうなどに含まれるイヌリンという水溶性食物繊維と一緒にとると、より夜の吸収がよくなります。

また、カルシウムはビタミンD、ビタミンKと一緒にとると吸収率が上がります。ビタミンDは前述のとおり、干ししいたけ、乾燥きくらげ、まいたけ、しらす干し、鮭、さんま、うなぎ、卵黄、豚レバーなど、ビタミンKは、納豆やほうれんそう、ブロッコリー、干ししいたけ、キャベツなどに含まれています。

ほとんどの人が不足しているビタミンDは、紫外線を浴びることでも体内で作られます。顔と両手を出した状態で、冬では30分～1時間、夏は暑さを避けた木陰で30分程度すごすと、ビタミンDが作られます。運動をかねて積極的に太陽の光に当たるようにしましょう。

7　健康寿命を延ばすための高齢者の注意点

元気な高齢期の基本は、筋肉を減らさないこと

筋力は20代をピークに衰え始めます。筋トレなどの運動をしないでいると1年間で1％ずつ筋力が低下するといわれており、20歳を100％とすると70歳には半分の50％まで落ちてしまうことになります。つまり、20歳のときには足2本分の筋力で体重を支えていたのに、

70歳では足1本分の筋力しかなくなるという計算になります。立ち上がるときに手で支えが必要になったり、どっこいしょと気合を入れるのも無理のないことです。

こうした加齢による筋肉の減少や筋力の低下に加えて、運動不足で家からほとんど出ないような生活をしている、タンパク質が足りない、病気などが原因で活動量が少ない、栄養がとれないといった場合、筋肉の量が極端に減っていく「サルコペニア」という状態に陥ります。サルコペニアかどうかご自身でチェックする方法を189ページに紹介しました。

サルコペニアになると、歩くのが遅くなり、横断歩道を青信号で渡りきれない、転倒しやすい、握力なども低下しペットボトルのふたが開けにくくなるなどの症状が出てきます。全体的に日常の動作が不活発になり、そのことがさらに筋肉を弱らせて、「フレイル」と呼ばれる虚弱状態に陥ります。

フレイルは、筋肉が減ることによる「身体的フレイル」を起こします。さらに、認知症やうつなどの「精神・心理的フレイル」、社会とつながりが減ることによる「社会的フレイル」があり、身体的フレイルになるとほかの2つも併発しやすくなります。高齢期を元気にすごすためには、サルコペニアもフレイルも予防することが重要になります。

コラム（54ページ）でも述べたとおり、近年、高齢者では小太りのほうが健康で長生きできるという見解があります。その真意は、筋肉量を維持しながら、サルコペニアを防ぎ、BMIを減らしすぎないようにすることが重要ということです。実際、「日本人の食事摂取基準」（厚生労働省）で目標とするBMIは、50〜64歳では20・0〜24・9であるのに対して、65歳以上では21・5〜24・9になっています。

朝、タンパク質をたっぷりとって、夕方運動

サルコペニアやフレイルの予防の第一は、筋肉の材料となるタンパク質をしっかりとることです。前述したように、筋肉は合成と分解をくり返していますが、食事でタンパク質を多くとれば、分解される筋肉よりも、合成させる筋肉が上回り、筋肉が大きくなっていきます。高齢になると食が細くなりがちですが、それだけに良質なタンパク質を意識してとるようにしましょう。

タンパク質をとるタイミングは、朝です。一日で同じ量のタンパク質をとった場合、朝、タンパク質が少ないと、筋肉は十分に増えずサルコペニアやフレイルになりやすいことが研究からわかっています。

日本人の中年から高齢者の1食当たりのタンパク質の量を調べたところ、すべての年齢層

図8　自分でできるサルコペニアのチェック方法

サルコペニアかどうかは、ふくらはぎの周囲の長さでチェックできる。両手の親指と人差し指で輪っかを作り、ふくらはぎを囲む。指の輪っかとふくらはぎのあいだにすきまがあると、サルコペニアの可能性が高くなる。

指輪っかテスト

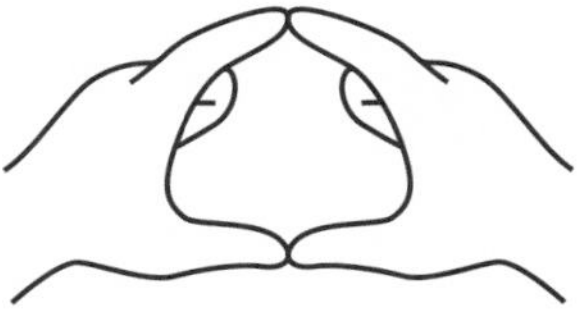

①両手の親指と人差し指で輪を作る

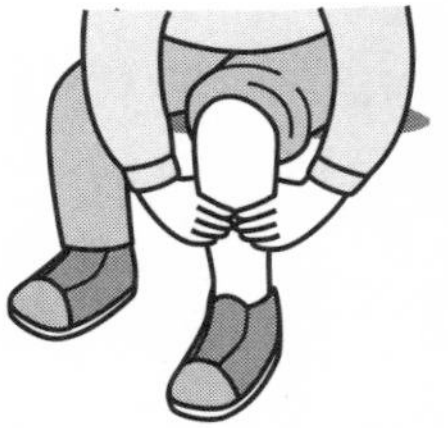

②利き足でないほうの、ふくらはぎのいちばん太い部分を指の輪っかで囲む

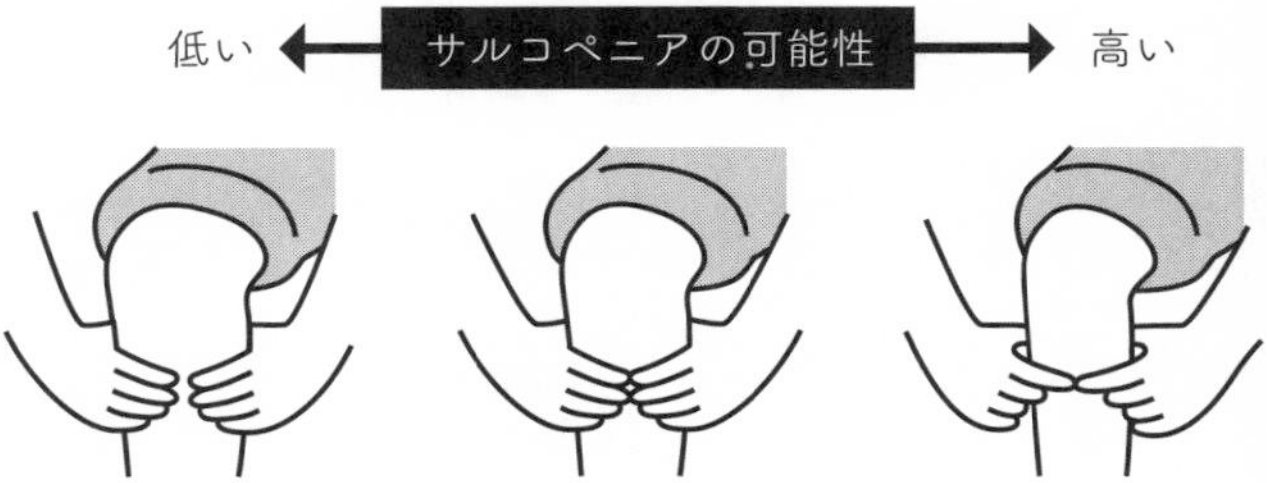

囲めない　　ちょうど囲める　　すきまができる

Tanaka T et.:Geriatr Gerontol Int 2018:18(2):224-232 を参考に作成

で、朝食は約8割の人がタンパク質不足（1食当たりのタンパク質が20g未満）の状況で、特に女性の摂取量が少ないという結果になりました。昼食は半数の人がタンパク質不足で、夕食は約1割の人がタンパク質不足でした。

高齢者で、朝のタンパク質と筋肉の関係を調べた研究では、朝にタンパク質を多くとるほうが筋肉量や握力が高く、加齢による骨格筋の筋肉量の低下も少ないとわかりました。

朝とりやすいタンパク質として、牛乳やチーズ、大豆製品などがありますが、スケトウダラのタンパク質を含む魚肉が注目されています。自立歩行が可能な高齢の女性が、この魚肉を12週間とったところ、牛乳からタンパク質をとった場合より骨格筋の筋肉の量が増えていることがわかりました。

この魚肉は、白身魚のフライやミンチにしたもの、かにかま、ちくわ、かまぼこ、魚肉ソーセージなどの水産加工品として広く消費されています。これらの食品を上手に利用しながら、朝食のタンパク質を増やすようにしましょう。

また、タンパク質のなかでも、すばやく分解され吸収されやすいタンパク質のほうが、効果が高いという結果があります。高齢者を8年間、経過を観察したところ、握力低下を防ぎ、認知機能もよい状態に保たれたのは、昼食や夕食ではなく、朝食に吸収のよいタンパク質を摂取していた人たちでした。タンパク質の吸収されやすさには、PDCAASという基準があり、卵、牛乳、カゼイン、大豆、牛肉などが高い値を示しています。

こうしたタンパク質をとったうえで、体温や代謝が上がっている夕方に散歩やウォーキングなどの運動をすることで、筋肉を維持したり、増やすことができます。高齢者が筋肉を維持、増強することは、身体的に自立できる期間が長くなり、健康寿命も長くなることを意味しています。

なお、高齢者のサルコペニア予防として、最も重要な朝のタンパク質以外に、寝る前に少量のタンパク質やアミノ酸をとることもあります。夜間に筋肉を分解するオートファジー（40ページ参照）を防ぐことができます。

8　食べて動いて、いい循環を始める

子どものころから朝食を食べる習慣づくりを

スポーツ庁の「平成30年度体力・運動能力調査」で、児童生徒の朝食摂取状況と体力の関係を調べてみると、朝食を毎日食べる子は、食べない子より体力合計点で高得点を示してい

ました。これは小学生でも中学生でも、また、男子でも女子でも同様でした。

港区の小・中学生の食育の調査研究では、朝食にタンパク質の摂取率が高い子どもたちは身体活動能力が高く、体力もあるという結果が得られています。

朝食欠食は第2章でも述べたように、学力低下や集中力の低下を招き、肥満などの健康にも影響します。子どものころから朝食をとり、日中は運動するという生活習慣をつくることは、これから続く一生の基礎となることを知っておいてほしいと思います。

中年期は夜型化を防ぎ、メタボ対策を

中年期は、やはりメタボリックシンドロームがいちばん大きな問題です。その原因のひとつとして、夜型化による体内時計の乱れを無視することはできません。

ただし、24時間眠らない現代社会では、むしろ夜型生活のほうが生きやすいかもしれません。日勤と夜勤の交代制勤務や夜の時間帯だけの勤務などもあり、すべての人が完全に朝型に切り替えることは不可能です。しかし、時間栄養学と時間運動学で、いつ食べ、いつ運動するとよいかを知ることで、健康問題を修正していけます。

肥満予防やメタボ予防というと、やせることばかりに注目しがちですが、食べたものをい

かにエネルギーに変えて、自分の能力を発揮できるかという視点が重要になります。それが人生の充実度にもつながっていくでしょう。

高齢者はいつまでも動ける体を

高齢者では、骨粗しょう症、サルコペニア、フレイルといったことが心配になります。これらは進行することで、要介護状態につながり、高齢期のQOLを大きく左右します。

高齢になったら、健康寿命を延ばすためにも、これまで以上に意識して、筋肉をやせさせないための時間栄養学や時間運動学を知っておくことが大切です。

また、高齢になると、体内時計は朝型になる傾向があります。夜明け前に目が覚めてしまうという人は、夜型化を促す「夜の光」（第4章）などを上手につかって、体内時計を調整することで、毎日が快適になる場合もあります。

コラム 病気が起こりやすい時間帯

病気によって、図9（左ページ）のように、一日のなかで発症しやすい時間帯があります。毎年多くの人が悩まされている花粉症は、昼間に花粉が多く飛散するのにもかかわらず、症状が強く出やすいのが朝の時間です。朝方出るくしゃみや鼻水などの症状は「モーニングアタック」と呼ばれています。

気管支喘息は明け方に強く症状が出ることが知られています。

動脈硬化や脳梗塞は血圧の急激に上がりやすい朝に多く、また血圧がピークになる夕方も脳出血や脳梗塞に注意しましょう。慢性関節リウマチの症状である手のこわばりも、朝に強く現れます。こうした病気が起こりやすい時間帯があるのは、私たちの体が体内時計によってコントロールされているからです。

このような病気が起こりやすい時間帯を解明することで、より効果的な薬の作用を引き出そうとする「時間薬理学」という分野も広がっています。

たとえば、胃潰瘍の原因となる胃酸は、昼間少なく、夜に多くなることから、胃酸を抑え

図９　病気が発症しやすい時間帯

体内時計の影響は病気の発症する時間帯にも影響するので、知っておくと予防にもなる。

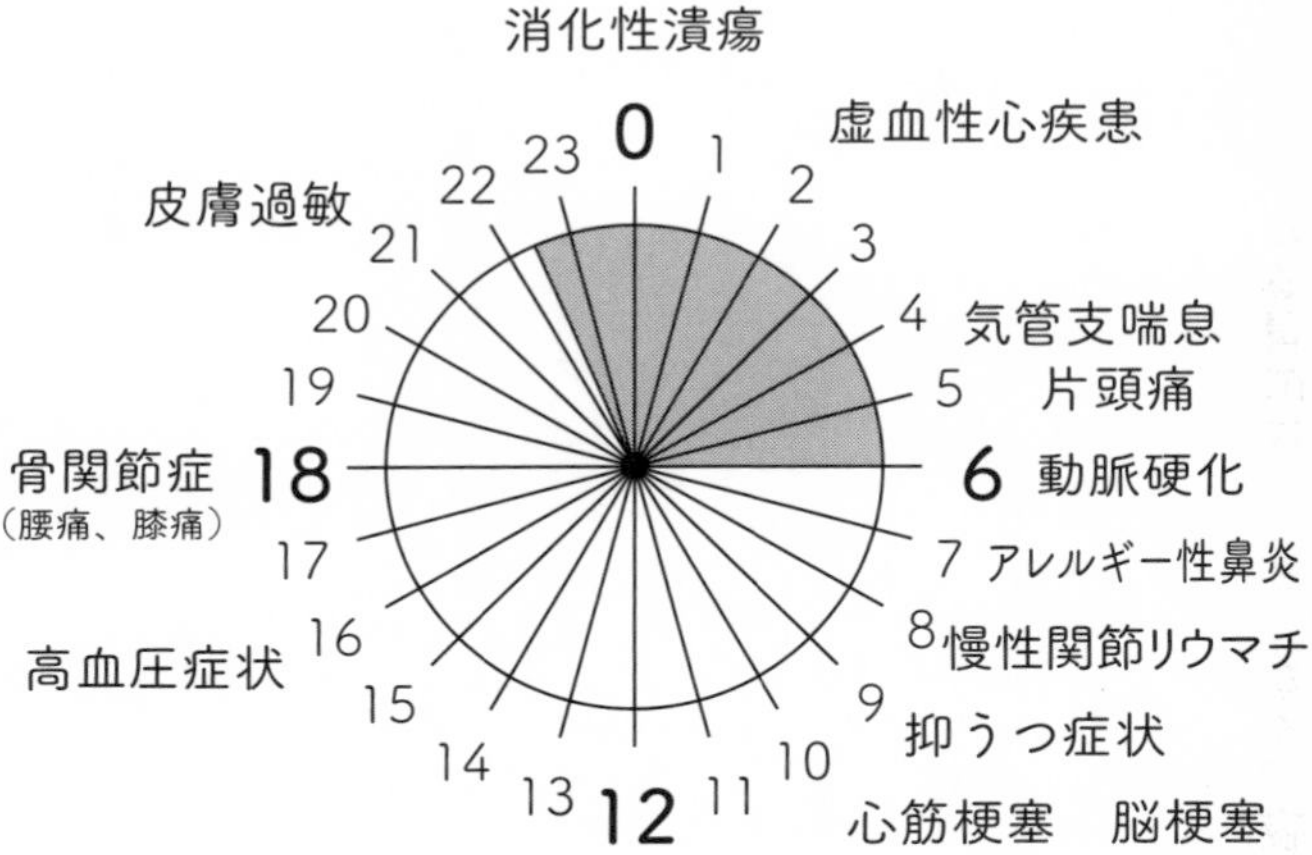

『時間薬理学』（小川暢也、朝倉書店）を参考に作成

る薬は就寝前に飲むと効きやすいというように、病気の発症と体内時計の関係を明らかにすることで、いつ薬を飲むと効果が高いかがわかってきています。

このような知見を重ねていくことで、薬の量を減らしたり、副作用を少なくすることが期待できます。

第6章

時間栄養学を使いこなすためのQ&A

1　食事編

【朝食を欠食しないコツを知りたい】

Q　**朝、どうしても食欲がわきません。それでも無理して食べたほうがいいですか？**

A　朝、軽く体を動かしてみましょう。食欲がわいてきますよ。

ヒトの食欲の体内リズムを調べた研究によると、夕方から夜に高くなり、早朝では低いことがわかっています。つまり、夕食や夜食で過食が起こりやすいのは生理現象なので、朝、食欲がなくて欠食してしまうのも無理はありません。

それは、前日の夜の睡眠中、食欲を抑えるホルモンのレプチンが分泌され、その作用が朝まで続いていることと関係します。また、睡眠中にエネルギーが枯渇しないように、できるだけエネルギーをため込もうという体の働きがあり、朝の食欲がわきにくいのではないかと考えられます。

食欲がわかないが無理して食べる、という考え方ではなく、どうしたら朝、食欲がわくか食生活を見直してみましょう。

私は朝起きて朝食をとる前に、散歩をしています。軽く体を動かすうちに食欲がわいてきます。散歩やラジオ体操、ストレッチなど、野外で太陽の光を浴びながら行うと体内時計（主時計）のリセットにも役立ちます。

――前日の夕食の食べ方も、朝の食欲と関係しますか？

前日の夕食のとり方は大事なポイントです。夕食に食べすぎたり、夕食だけでなく、夜食を食べていたり、夜の食事から入眠までの時間があまりないというような場合、食べたものが十分に消化されず、翌朝、食欲がわきにくくなります。こうしたことをひとつひとつ改善していきましょう。

前日の最後の食事から朝食まで何も食べない時間を12時間設けると、十分な絶食時間が得られ、朝、食欲がわきやすくなります。ぜひ、試してください。

【「空腹になったら食べる」は間違いか】

Q **デスクワークで運動量が少ないせいか、あまりお腹が空きません。食事時間を決めて食べるより、お腹が空いたときに食べる習慣のほうがやせやすいという話を耳にしましたが。**

A　食事時間が不規則だと、太りやすくなります。

食事時間が不規則だと太りやすい理由はいくつかあります。ひとつは、食事と食事のあいだが長くなってしまうことで、次にとる食事のあと、血糖値が上がりやすくなることです。

たとえば、昼食を午後1時にとってから、しばらくお腹が空かず、夕食を午後9時にとった場合、絶食時間が8時間もあることになります。夕食は2〜3時間遅くなると、それだけ血糖値がかなり高くなることが知られています。血糖値が高くなると、使われずに余った糖が脂肪に変わります。血糖値を下げるインスリンの働きも悪くなり、やがて糖尿病につながるので、血糖値を高めやすい食べ方は避けるほうがよいでしょう。

もうひとつは、食事時間を決めないと、だらだらと間食をとりすぎてしまう可能性もあります。これはカロリーオーバーになりやすいので、肥満の原因になります。質問者の方はあまりお腹が空かないというので、前者のほうが心配かもしれません。

——たしかに、日によって、昼食が午後3時ごろになったり、夕食が午後10時ごろになったりします。規則正しい時間に食べるには、まず、何から始めればよいですか？

毎日決まった時間に朝食をとることから始めましょう。毎日、同じ時間に食事をとると、

「予知行動リズム」という新しいリズムができてきます。これは、毎日同じような時間に、お腹がグーッと鳴って空腹を知らせる〝腹時計〟のようなものです。

マウスやラットに、毎日決まった時刻にえさを与え続けていると、えさの時間の2〜3時間前から活動が盛んになります。えさをもらえないときでも、えさを与えていた時間帯のみ活動量が盛んになるのです。これは、脳の学習機構がえさの時間帯を記憶し、一日のリズムとして覚えているということです。

予知行動リズムは不思議なことに、48時間周期や12時間周期でえさを与えた場合は起こりにくく、体内時計の周期である24時間に近い周期でのみ起こります。特に、ブドウ糖（糖質）をとったときに予知行動リズムができやすいことが研究からわかってきました。同じ甘みでも、人工甘味料ではそうなりません。

朝は、体内時計をリセットするためにインスリンが必要です。そのインスリンの分泌を促すのがブドウ糖。毎日、決まった時間に朝食でご飯やパンなどの糖質をとることで、やがて予知行動リズムがつくられ、朝になるとお腹がグーッと鳴るようになると思います。

朝食の時間が決まったら、昼食も、夕食も、あまり絶食時間を長くしないようにして規則正しく食べるようにしてください。

【朝食をしっかりとっても太らない方法とは?】

Q　体調を整えようと思い、朝食をとるようになりましたが、かえって太ってしまいました。

A　一日の食べる総量を、増やさないことが前提です。

朝食は、体内時計をリセットし、新しい一日を始めるために大切な食事です。しっかり食べても、一日の食事のなかでいちばん太りにくい食事と言えます。糖質、タンパク質、脂質、食物繊維、ビタミン各種をバランスよくとりましょう。

ただし、注意点があります。朝食をとらなかった人がとるようになった、もともと朝食をとっていたけれど、量も質もしっかりした内容の食事になった、という人は、食べる量が増えた分だけどこかで減らす必要があります。どの食事から減らしたらいいか、最もいいのは夕食からです。

大切なことは、一日の食べる総量を変えないで、朝食、昼食、夕食の配分を変えること。多くの人は「朝食が少なく、夕食が多い」のですが、これを「朝食が多く、夕食は軽く」にしてみましょう。3食を均等にするだけでも、だいぶ違ってくるものです。

――夕食から、朝食に移動させる食べ物は、どんなものがよいでしょうか？

主食、主菜、副菜とありますが、夕食のご飯やパン、めん類などの主食の部分を、朝食にまわすようにするといいでしょう。主食の糖質は使われず残ると、脂肪としてため込まれるので、朝食でとるほうが太りにくいと言えます。

ただ、頭の中だけで考えてもうまくいかず、結局、一日の食べる総量が増えてしまうこともあります。一度、自分が何を食べているか、毎食の食事を写真に撮って食事内容を把握すると、とりすぎているもの、足りないものなども見えてきます。食事管理アプリを利用するのもいい方法です（123ページ、コラム）。

【体内時計を朝型にする食べ物は何か】

Q　**体内時計を朝型にするために、朝食でとったほうがいいもの、夕食でとらないほうがいいものはありますか？**

A　朝食では、体内時計を動かしやすいものを、夕食では動かしにくいものを選びましょう。

体内時計は、血糖値が上がったときに分泌されるインスリンに反応して、前に進んだり、後ろに遅れたりします。ご飯は、血糖値が上がりやすく、インスリンが多く分泌されるため、体内時計を動かしやすい食べ物です。そのため、体内時計を前に動かしてリセットする必要がある朝食には、ご飯はぴったりなのです。ご飯のお米、パンの小麦、とうもろこしといった穀類のでんぷんは、朝食に向いています。

しかし、これらを夜遅く食べると、体内時計を後ろへ動かし夜型化を進めてしまうので、特に遅い夜にはできるだけとらないようにしたいものです。

夕食の主食には、朝食とは逆に、血糖値を上げにくく、あまりインスリンが分泌されない低GI食品を選ぶのがいいでしょう。うどんよりはそば、白米よりは玄米、白いパンより全粒粉パンが向いています。

――おかずでは、どんな注意が必要でしょうか?

体内時計を動かしやすいのは、糖質のほかにタンパク質や、青魚に豊富なDHA、EPAといった魚の脂、野菜や海藻などに含まれるビタミンKなどがあります。タンパク質が消化される際、インスリンと似た作用の物質が分泌され、これが体内時計を動かすのです。

朝食のタンパク質は体内時計を朝型にするとともに、夕方に運動すると筋肉を大きくすることができます。夕食のタンパク質は、ドカ食いでなければ、糖質ほど体内時計に影響を与えないのであまり気にしなくても大丈夫です。

2 肥満予防、ダイエット編

【悪玉コレステロール値を落とすには？】

Q 標準体重なのですが、50歳を過ぎてからいわゆる悪玉のＬＤＬコレステロール値が年々高くなってきています。特に食べすぎている意識はないのですが、食事や運動はどのようなことに注意すればいいでしょうか？

A 食生活を見直すとともに、有酸素運動をして改善していきましょう。

コレステロールは、大きく「ＬＤＬ」と「ＨＤＬ」の2種類に分かれます。ＬＤＬは本来なら細胞に取り込まれ、細胞膜の形成など体を作るのに重要な役割を果たしますが、ＬＤＬが過剰になると血管の内側にたまり、心筋梗塞や脳梗塞などの引き金になることが知られています。このことから「ＬＤＬ＝悪玉コレステロール」といわれるようになりました。

特に不摂生をしているわけではないのに、年々ＬＤＬコレステロール値が上がっているのは、加齢によって代謝が低下しているせいかもしれません。摂取エネルギーが消費エネルギーより多くなれば、中性脂肪やLDLコレステロールも増えていきます。

LDLコレステロール値を下げるには、食生活を改善することが大切です。魚の脂（DHAやEPA）は、血液中のコレステロールや中性脂肪を減らし、血液をサラサラにしてくれる効果があります。また、植物性タンパク質の豊富な大豆製品には、LDLコレステロールが体内に吸収されるのを抑える働きがあります。

野菜や海藻を多くとり、加工食品や間食のお菓子は控え、ナッツ類をとるようにしましょう。ナッツ類には魚の脂と同じ仲間のオメガ3の脂が豊富に含まれています。

運動は、ウォーキングや自転車、水泳、ジョギングなどの有酸素運動が適しています。体温と代謝の高い夕方に運動するとよいでしょう。食生活の改善と運動習慣で、少しずつ血液中の脂質を正常に戻していくことができます。

【お腹まわりに脂肪がついてしまったら】

Q　お腹まわりが大きくなり、ベルトの穴2つ分、8㎝ほど大きくなってしまいました。どうしたら脂肪を落とせるでしょうか？

A　お腹まわりの内臓についた脂肪は、比較的落としやすい脂肪です。

お腹まわりについた脂肪は、内臓脂肪といわれるものです（86ページ、コラム）。皮下脂肪と同じ中性脂肪ですが、皮下脂肪より脂肪細胞が小さいため、比較的落としやすい脂肪です。

脂肪を燃やしやすい運動のタイミングは、体温と代謝の高い夕方です。内臓脂肪を落とすには、ウォーキングや速歩き、水泳、ジョギングなどの有酸素運動が効果的です。お腹まわり（腹囲）を1㎝減らすと、体重を1㎏減らすことに相当するといわれているので、1ヵ月で1㎝減らすことを目安に運動を続けてください。

1㎏の脂肪を燃やすには7000kcalが必要といわれていますが、摂取カロリーのとりすぎを見直すとともに、運動で消費カロリーを増やすことで実現可能です。

食事では、LDLコレステロール値を下げる方法と同じように、BMIの標準体重から摂取カロリーを計算して、食べすぎを防ぎます。魚の脂やナッツ類に含まれるオメガ3の脂は、内臓脂肪になる前の血液中の中性脂肪を抑えてくれます。

食事の量を減らすだけのダイエットは、筋肉がやせてしまうので、しっかりとタンパク質をとりながら、運動で脂肪を燃やすようにしましょう。

【シフトワーカーがプチ断食する場合の注意点】

Q　日勤と夜勤をくり返すシフトワーカーです。12時間のプチ断食をやってみたいのですが、夜勤のときも、最初の食事から12時間以内に最後の食事を終えるという考え方でよろしいのでしょうか？

A　夜勤のときも食事時間を制限すると、ある程度の効果は得られます。

食事時間を制限するプチ断食は健康によく、肥満を防ぐ効果や寿命を延ばす効果も報告されています。基本的に、食べられる時間帯は体内時計に合った時間帯に設定するのがよいでしょう。つまり、朝いちばんに朝食をとり、そこから12時間以内に昼食と夕食をとり終えるということです。

しかし、夜間のシフトワークでは、本来、活動しない時間帯に働き、食べなければなりません。夜勤でも一日の最初の食事から計算して、10〜12時間以内に食べられる時間を設定してください。本来は体内時計に合っていませんが、食事時間を制限しない自由摂食より、肥満を防ぐ効果や健康を維持する効果は期待できます。

プチ断食は、食べる時間帯が制限されるので、シフトワーカーに多いエネルギーのとりすぎやアルコールのとりすぎを防ぐことができます。

3　睡眠編

【午後、仕事中でも急激な眠気に襲われてしまう】

Q　昼食後、急に眠くなります。在宅ワークなのでソファに横になり昼寝をしますが、気がつくと1時間半以上寝てしまいます。タイマーをかけても、30分程度ではすっきり目覚めません。どうしたらいいですか？

A　いろんな疫学調査で、昼寝は15分から30分程度ならば夜の睡眠に影響しないといわれています。これ以上長く寝たり、15時以降に昼寝をすると、夜になってもなかなか眠くならず、結局、夜型化を進めてしまいます。

昼寝は長くても30分というのは、もうひとつ理由があります。30分を超えて寝てしまうと、眠りが深くなり、目覚めにくくなるのです。

昼寝の前にコーヒーやお茶などでカフェインをとっておくと、比較的目覚めやすいかもしれません。

——特に昼食のあとに強い眠気に襲われます。

昼間の眠気が食事によるものなら、眠気を催しやすい糖質を少し減らすのもいいでしょう。糖質で血糖値が急激に上がり、その後、急降下する「血糖値スパイク」は、強い眠気や倦怠感を伴います。朝食をきちんととる、昼食では食物繊維を含む野菜などをたっぷりとることで、血糖値スパイクを防ぐことができます。睡眠時間は足りていますか？

——毎日6時間程度の睡眠をとっていますが、少し寝足りない感じもあります。

慢性的な睡眠不足で、昼間に眠気が起こっている場合は、夜の就寝時間を30分早くしてみましょう。それだけで睡眠不足が解消できます。夜はテレビを直前までつけておかず部屋の照明を落として、リラックスできる状況をつくり、早めに就寝できるように工夫してみましょう。

【年をとったらなかなか寝つけなくて困っている】

Q　75歳を過ぎてから、なかなか寝つけなくなり、寝床でもんもんとしていたりします。解

消法はありますか？

A　寝つきをよくするには、日中、野外でよく活動することがカギです。

高齢になると夜ベッドに入ってもなかなか寝つけなかったり、途中で目が覚めてしまったり、早朝に目が覚めてしまうなどの問題が出てきます。こうした睡眠の悩みは、加齢によって生じやすくなります。

でも、方法はあります。睡眠の問題を抱える高齢者に、昼間、強い光を浴びる「光療法」を受けてもらったところ、睡眠を促すメラトニンというホルモンが夜、分泌されるようになり、睡眠の問題も改善したという研究があります。

高齢者の睡眠を改善するため、薬が用いられることがありますが、薬の種類と量によっては、認知機能の低下を招きやすいもの、ふらつきなどを起こし、転倒を招くものなどの副作用があります。使用する場合はかかりつけ医に相談するようにしましょう。

入眠には2つの要素があります。1つは体内時計の働きで、ある時間になると睡眠を促すこと。もう1つは疲労などで睡眠誘導物質が蓄積され、ある限度を超えることです。この体内時計の入眠スイッチと疲労の限度スイッチがうまく働くと快適な入眠が起こります。

高齢者でのいちばんの〝薬〟は十分な光を浴びること。朝から昼間にかけて野外に出たり、窓際の明るい光のもとですごしたりすると、睡眠を改善することが期待できます。特にウォーキングや散策、農作業など野外での運動は適度な疲労をもたらし、またメラトニン分泌リズムもよくなるので、よい睡眠につながります。

――いい睡眠のために、サプリメントはいつ飲んだらよいのでしょうか？

睡眠を改善する補助サプリとして市販されているものには、グリシンやトリプトファン、テアニンがあります。グリシンはアミノ酸の一種で、夕方飲むと視交叉上核に作用し、体表面の血流を増加させ、深部体温を下げることで睡眠をもたらすといわれています。トリプトファンは、朝飲んで、その後日中は明るい部屋ですごすと、夜間、メラトニンが多く分泌されるので、結果的に眠りやすくなります。

また、テアニンは緑茶に含まれる成分で、リラックス効果があります。こちらは夕方に飲むとリラックス効果が高まります。

【徹夜や夜更かしで乱れた体内時計を修復したい】

Q　仕事で月に数回、徹夜や夜更かしをしなければならないときがあります。体内時計を乱

さないために、夜や翌日、注意することはありますか？

Ａ　できるだけ普段の生活と変わらずすごし、夜食や運動は控えましょう。

普段の生活が規則正しい人は、月に数回程度、一時的に徹夜や夜更かしをしても、体内時計が乱れることはほとんどありません。体内時計は、３交代勤務のように生活リズムの乱れが常態化することではじめて乱れます。

どうしても徹夜や夜更かしをしなければならないときは、なるべく普段の生活の延長で対応するようにしましょう。「さあ、今夜は徹夜だ」と張りきって、夕食を遅い時間にしたり、夜食をとったりするのはよくありません。夜間の運動も控え、部屋の照明もあまり明るくしないようにしましょう。チャンスがあれば仮眠をとってください。

翌日は、疲れていれば昼間30分程度の仮眠をとり、夜は通常か少し早い程度の時間に就寝します。徹夜明けに、眠いからといって朝から長時間眠ってしまうと、夜眠れなくなり、睡眠リズムが乱れます。

【受験日のどのくらい前から朝型に戻したらいいか】

Ｑ　子どもが受験生です。今は夜、塾に通い、帰宅後も遅くまで勉強していますが、試験の

どれくらい前から朝型に変えたほうがいいですか？

A　パフォーマンスを最大限発揮するために、最低でも10日前には朝型の生活リズムをつけましょう。

試験はたいてい午前中から行われるので、午前中から活動性の高い朝型にすることはとても大切です。しかし、体内時計を朝型に変えるには、ある程度時間がかかります。1ヵ月ほど前から、無理なら少なくとも10日前から次のことに注意して体内リズムを整えていきましょう。

①毎朝、同じ時間に起き、光を浴びましょう
②朝食は必ずとるようにします
③食事の時間を決め、規則正しくとります
④就寝時間もできるだけ一定に保ち、明るい照明やスマートフォン、タブレットの光を見るのは就寝2時間前までにします
⑤朝、体内時計をリセットするために軽く運動し、夕方はウォーキングやジョギングなどの運動をしましょう

⑥平日も休日も似たような生活リズムを心がけましょう

【快眠するために部屋の明かりを工夫したい】

Q　夜は、部屋の照明をどのくらい落としたほうがいいですか？

A　寝る前の数時間は、うす暗いくらいがちょうどいいです。

海外のホテルなどに行くと、暖かい色の照明が使われ、落ち着いた雰囲気があります。どこもかしこもショーウインドーのように明るく照らす日本の照明に慣れていると、かなり暗く感じますが、体内時計にとってはそれくらいでちょうどいいのです。

ヒトは、夜に200ルクス程度の光を浴びるだけでも睡眠に影響があるといわれています。現代の日本の室内は、夜でも400～500ルクスあるといわれていて、明るすぎるといっても過言ではありません。しかも、昼光色や白熱灯色でなく、ブルーライトを多く含む蛍光灯色が多い印象です。ブルーライトはメラトニンの分泌を抑える作用があるとされているので、調光機能のある照明器具の場合は、夜寝る前の数時間、オレンジ色の照明に変え、明るさを落としてみるとよいでしょう。

柴田重信

早稲田大学理工学術院先進理工学部電気・情報生命工学科教授。1953年生まれ。1976年九州大学薬学部薬学科卒業。1981年同大大学院薬学研究科博士課程修了。薬学博士。早稲田大学人間科学部教授などを経て、2003年より現職。日本時間栄養学会会長などを務める。監修書に『食べる時間を変えるだけ！ 知って得する時間栄養学』(宝島社TJMOOK)、共著書に『Q&Aですらすらわかる体内時計健康法-時間栄養学・時間運動学・時間睡眠学から解く健康-』(杏林書院)、著書に『食べる時間でこんなに変わる時間栄養学入門 体内時計が左右する肥満、老化、生活習慣病』(講談社ブルーバックス)など多数。

講談社＋α《プラスアルファ》新書 858-1 B

脂《し》肪《ぼう》を落《お》としたければ、食《た》べる時間《じかん》を変《か》えなさい

柴《しば》田《た》重信《しげのぶ》

2022年10月19日第1刷発行
2022年11月 9 日第2刷発行

発行者—— 鈴木章一
発行所—— 株式会社 講談社
東京都文京区音羽2-12-21 〒112-8001
電話 編集(03)5395-3522
販売(03)5395-4415
業務(03)5395-3615

デザイン—— 鈴木成一デザイン室
取材・構成—— 坂本弓美
カバー印刷—— 共同印刷株式会社
印刷—— 株式会社新藤慶昌堂
製本—— 株式会社国宝社
本文図版—— 朝日メディアインターナショナル株式会社

定価はカバーに表示してあります。

落丁本・乱丁本は購入書店名を明記のうえ、小社業務あてにお送りください。

送料は小社負担にてお取り替えします。

なお、この本の内容についてのお問い合わせは第一事業局企画部「＋α新書」あてにお願いいたします。

Printed in Japan
ISBN978-4-06-528350-9